How to Heal with

SINGING BOWLS

頌缽療癒入門

源自尼泊爾的古老療癒藝術

Suren Shrestha

蘇仁・什睿撒

目錄
CONTENTS

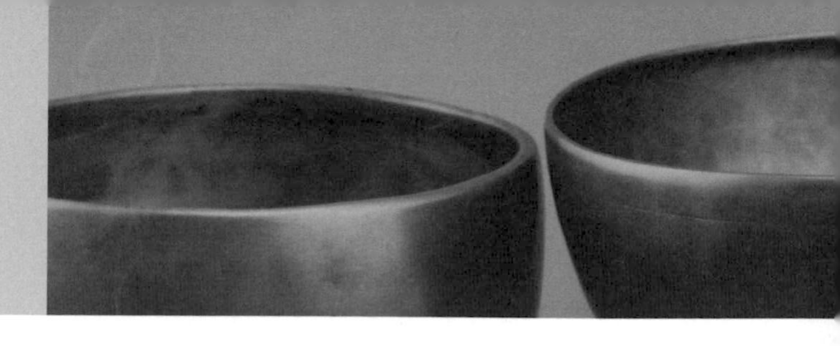

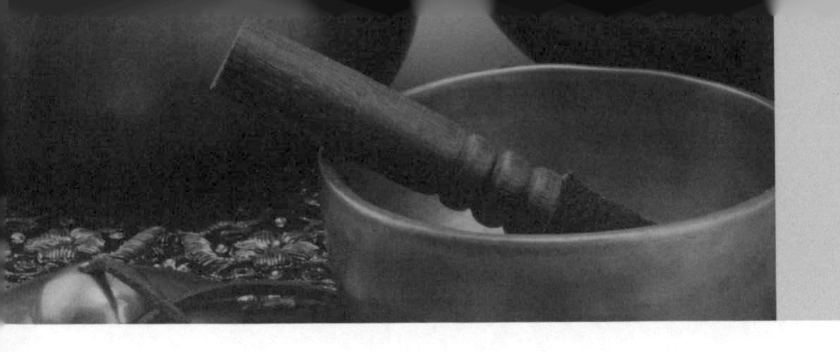

序言
Foreword

不久前，我很幸運地參加本書作者蘇仁・什睿撒（Suren Shrestha）舉辦的週末頌缽實用課程。我的伴侶艾咪從我們兩個的共同朋友中，得知此課程的資訊。我是一名小兒心臟科醫師，專治兒童心臟方面的問題。小兒心臟科是醫學領域當中十分專門的分支。我所受的訓練以西方科學的左腦直線思考邏輯為基礎，因此若在十年前，有人告訴我日後我將接納輔助醫學，甚至寫出有關輔助醫學的文章、為輔助醫學背書，我一定會說他們瘋了。但，此時的我就是在做這樣的事。

我的轉變大約是從十年前開始的。從業十八年後，我雖然體會到西方醫學的優點，卻也發現越來越多不足與缺陷。罹患先天性心臟病的病人，在動手術後，除了留在加護病房一陣子，也必須進行長期的治療與追蹤。結果，他們漸漸出現其他問題，而且正是患病和治病的過程所導致的。例如，經歷過這些階段的寶寶常會出現胃食道逆流的症狀。吸吮與吞嚥不協調這樣的口腔防禦情況也很常見。此外，年紀較大的病患還可能發生睡眠干擾、恐懼症或課堂上難以專注等狀況。頭痛、胸痛、心悸、暈眩等生理症狀也很常見，但卻找不到實際的心血管主因。部分病患則會焦慮或恐慌發作，出現換氣過度及其他相關症狀。近期，更有部分病患被診斷出創傷後壓力症候群。上述這些問題通常很難準確描述，治療起來也相當困難。

面對這些問題，心臟科醫師會判斷症狀背後是否具有真正的、器質性的心血管主因，但是結果經常是否定的。如果是這樣，病患就會被送回基層照護提供者手上，接著可能再轉到胃腸科、胸腔科、神經科或精神科。病患常常無法獲得適當的治療，問題持續存在，雖然病患慢慢發展出越來越好的應對機制。親眼看見越來越多類似的狀況，卻沒有辦法提供實質的幫助，令我非常無力。隨著時間過去，我對這些副作用越來越不滿。

十年前，我第一次接觸顱薦椎療法（CranioSacral

Therapy，CST）。這是一種溫和、不具侵入性的手技療法，使用非常溫柔的觸碰方式移除體內具有自我修復力的正常能量無法克服的障礙，是 融合了物理、能量及直覺性的診斷與治療方式。顱薦椎療法接納完整的個人，因此無可避免地將身、心、靈當作一個連續的光譜看待，同時接觸到三者。大部分出現前述問題的病患，都能透過顱薦椎療法消除症狀。此療法十分溫和，不會有負面的副作用，且成本低廉，無須購買昂貴設備或長期服用藥物。

接觸顱薦椎療法為我開啟許多契機，而其中一個，就是讓我對其他輔助療法抱持開放的態度，包括聲音與音樂療法。頌缽可以放在此分類底下。我不是聲音療法的專家，但是我對背後的一些理論確實感同身受。

萬物皆能量。能量的行為模式以及我們給能量取的名稱，取決於能量的振動速度及所在地點。振動是萬物固有的特質，因此所有的能量都會發出振動。振動的能量可能很大、頻率相對高，也有可能能量小、頻率低。這個概念對大部分的讀者而言應該不陌生。

「熵」這個名詞指的是混亂的程度，用來指涉缺乏組織的能量。以全球的規模來看，世界是傾向混亂的；或者我們也可以說，整個宇宙傾向混亂，也就是熵的漸增。然而，以局部的規模來看，事物傾向維持能量平衡，也就是較高程度的秩序。我們會使用能量，因此造成局部的熵減，增加秩序。人體傾向秩序，而非混亂。我們可以把創傷或其他病變想成是局部增加的熵。要減少熵，讓一切好起來，就需要依靠本質較為和諧的能量、程度較大的秩序。靈氣、顱薦椎療法、聲音療法等，可以想成是一個人在幫助另外一個人降低體內的混亂程度。這個過程之所以有幫助，是因為引入了和諧、具組織力的能量。聲音就是能量。聲音就是振動。頌缽發出的聲音，是我所聽過最和諧、美麗又有效的聲音。

在蘇仁的週末課程中，我得以使用頌缽治療他人，並接受頌缽的治療。我躺在軟墊上，被不同音高的頌缽圍繞著，感覺自己極為平靜放鬆，陷入深沉的冥想狀態，身心獲得滿足。我總是覺得頌缽療程太快結束。當頌缽直接放在身上時，我可以感覺到聲音直接穿透我的身體。緊繃、抗拒以及任何相關的疼痛和不適，就這樣消失了。我們在課堂上學到如何使用不同的方法來治療病患的整體。我們也學會使用個別的頌缽，把焦點放在特定的身體部位。蘇仁・什睿撒是個和善、有智慧、有靈性的人，具有教學天賦。

越來越多真實案例和學術研究顯示，冥想和聲音療法對於可測得數據、可辨識的解剖與生理學具有正面影響。冥想時，聲音確實可以提供強大的助力。我要在此聲明，我絕不是第一個或唯一一個接納這些想法的西方醫學從業人員。擁有醫學博士學位的米謝爾・蓋諾（Mitchell Gaynor）醫生便是個很好的例子，他是康乃爾大學威爾醫學院的臨床醫學教授，同時也在紐約開設蓋諾整合腫瘤診所。此外，他著有《聲音的療癒能力：運用聲音、人聲與音樂治療致命重症》（*The Healing Power of Sound: Recovery from Life-Threatening Illness Using Sound, Voice, and Music*）。蓋諾醫生告訴我們，自從他開始讓病患在聆聽頌缽聲音的同時誦念咒語，治癒各種癌症的成功率便大幅提升。

剛開始實行顱薦椎療法時，我只是把它當作一種輔助工具，但當我擁有越來越多實際經驗和訓練，卻發現顱薦椎療法越來越有用。現在，我偏好使用顱薦椎療法來治療許多病患的問題。當然，病患絕對可以自己選擇。他們幾乎都會選擇沒有副作用、不需要吃藥的溫和手技療法。無論如何，使用顱薦椎療法治療這些病症都比其他方法有效多了。

我打算將頌缽應用在我的顱薦椎療法中，先做為輔助工具使用。然而，蘇仁和頌缽肯定會向我展現越來越多良好的效果。有一天，頌缽必將成為治療我許多病患的主要工具。

我很高興蘇仁透過這本書跟我們分享他的知識。閱讀此書時，別忘了你在學習一項非常重要、非常有用的工具，而且教導你的是一位大師。

——美國兒科學會會員、醫學博士安卓 ·D· 弗萊爾

（Andrew D. Fryer）

導論：何謂聲音與振動療法？
Introduction

每一個人的健康狀態，都可以從他的振動看出。你可以把這想成是發生在物理性身體以及心理、情感和細微軀體的反應所造成的自然結果。樂器用久了會走音，我們的身體長時間下來也有可能失去和諧振動，導致疾病。壓力與負面情緒會使能量無法順暢流動，一開始在我們周遭的氣場形成低度的能量干擾，後來演變成物理性身體的疾病。

我們可以運用聲音和振動使身體調回到健康狀態，而西藏頌缽就是當中最強大的類型。頌缽持久不散的柔和聲音會帶來深沉的放鬆，影響身體的每一個細胞，打通能量流動，讓我們恢復正常的振動型態，重拾健康。聲音有助於將能量頻率由低轉高，移除恐懼、憤怒或憤恨等低頻的情感。其實，當你沉浸在低頻的情緒中，只要默唸「Om」這個音，就能抬高能量音頻。頌缽的聲音使人平靜，常被用來做為冥想輔助工具，喚起一種寧靜感。

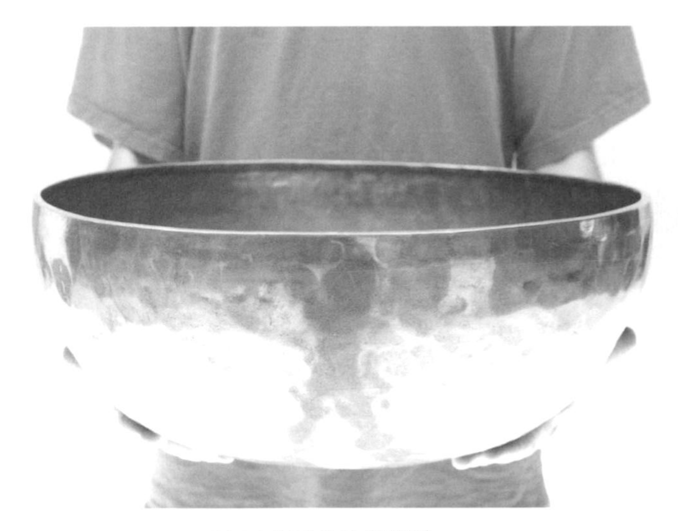

■ 二十吋的手工頌缽。

量子力學已經證實，一切萬物都有振動，無論是桌子、椅子、人、星球或是宇宙。此外，只要有聲音，就有振動產生。當我們將聲音與善念（療法最重要的層面）結合在一起，就能引導聲音的振動，提高體內的振動頻率。

負面能量會讓我們生病或憂鬱。每只頌缽都會發出撫慰的振動，把限制我們能力、使我們無法達到身心靈全面健康的負面能量震出。負面能量一旦藉由頌缽的振動震出體外後，你就可以跟七大創意行星的龐大能量和諧共處。

使用聲音與振動進行治療，可以降低壓力、改善專注程度、降血壓、刺激體內生命能量的流動、改善免疫系統、調和脈輪與氣場、提升直覺與感知、協調左右腦、排除心理與情感的負面能量、激發創意。

最重要的是，壓力是二十一世紀許多疾病的根源，唯有透過身心的放鬆，才能恢復平衡、健康與快樂。振動的頌缽產生的無形力量跟禱念相結合，是這正面效應的來源。人體有多達百分之七十的比率是由水分組成，因此在身體旁邊敲打頌缽時，其振動會在體內製造出具有療癒和放鬆效果的曼陀羅（圖案）。

我是如何學會頌缽治療的

在尼泊爾，使用頌缽治療病症是一門逐漸消失的藝術。就我所知，只有加德滿都和西藏邊界的少數幾人有在使用頌缽治療。離我住的村莊坎德巴里（Khandbari）不遠的杰恩布爾（Chainpur）和波吉布爾（Bhojpur）以及加德滿都附近的區域，是合金頌缽和廚具的主要製造地點。

我個人的經驗是，合金缽碗從我小時候就是拿來吃飯或烹飪的器具。寺廟裡雖然常常會見到各種大小的鐘，甚至還有大型吊鐘，但尼泊爾人並不常在佛塔、寺廟或家中見到頌缽。由於我的父親是一位深層靈性從業者，因此很多替代醫學的治療師，像是薩滿祭司、僧侶、喇嘛，以及班智達、古魯等靈性導師，都是我童年生活的一部分。

只有少數幾位治療師的家中會出現頌缽。吉瑪唐卡（Kimathanka）的偉大老師多傑・廷戈（Dorje Tingo）是我所知會積極使用頌缽傳統聲音振動治療方式的治療師之一。還有一位是哲仁喇嘛（Jejen Lama），他就住在離我的村莊步行兩天的地方。

僧侶、喇嘛、內瓦爾人、塔芒人等族群團體都會畫唐卡，而頌缽同樣也有許多人會製造。然而，很少有人會在製造頌缽時誦念神咒，將治癒善念注入缽中。

頌缽在很多國家都有人製造。日本的頌缽稱作「磬」，有機器製造的，也有手工製作的，為金屬合金，主要是禪宗僧侶打坐時使用。在亞洲，這些缽通常是具有儀式用途。

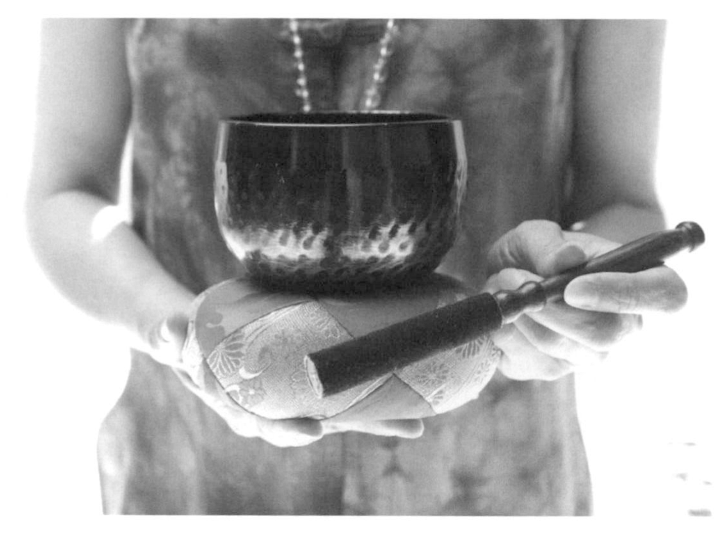

■ 日本磬。

我想先說明「西藏頌缽」這個名詞。頌缽雖然來自喜馬拉雅地區，尤其是尼泊爾或印度，但這個詞在西方世界卻廣為人知。1959 年，達賴喇嘛離開西藏，大批僧侶跟著逃到西方，有些人便帶上自己的頌缽，互相分享使用。我之所以特別提起，是因為西藏頌缽指的通常是一種來自喜馬拉雅地區的手工缽。

自 1994 年起，我便積極研究使用西藏頌缽治療的傳統方式，有時一年會前往尼泊爾兩次，跟著老師學習。頌缽的擺放方式、搭配的咒語、治癒善念的重要性以及本書列出的療法，都是我在尼泊爾學到的，其中有一些是源自吉瑪唐卡這個位於尼泊爾北部邊界、緊鄰西藏的地區。使用西藏頌缽進行治療的歷史，就跟製造頌缽的歷史一樣悠久。相關知識是由相同的團體以口述方式代代相傳。

這些知識集結了眾多老師的做法。根據我的老師們所言，只要抱持著治癒善念，這些方法便能與任何療法結合在一起。

我為何要教授頌缽療法

在尼泊爾長大的我懂得阿育吠陀療法，因為我成長的地方會實行這種療法。那時，我們不太接觸西方醫學。在我居住的地方，大部分的村民都同時信奉佛教與印度教，因此你念哪一些咒語、信哪一些神祇、過哪一些宗教節慶並不重要。使用頌缽進行治療時，禱念雖然很重要，但是你不需要信某一種宗教。無論你的信仰是什麼，你都可以用它來汲取這門藝術的療癒能力。

年輕時期，我來到美國，發現這裡有很多人對古老的東方療法充滿興趣。我回到尼泊爾後，開始研究這些技術，以便教授西方人。我親眼看見許多人受到頌缽的幫助。

西方世界對這些療法很有興趣，因此我希望一直到很久的將來，它們都能持續受到應用。我熱切期盼能與生活在這時代的人分享我的知識，因為今日我所遇見的每一個人，都很需要被治癒。

這本書適合誰

無論你是專業的治療師，還是你從來就沒想過自己具有治癒能力，都可以使用頌缽幫助自己與他人。我在書中以「個案」一詞代表接受治療的人，但這並不表示你必須身為專業的治療師，才能運用這些技巧。只要意念純正、有心學習正確的頌缽使用方式，都能為自己、為他人帶來治癒、放鬆的效果。

聆聽錄音檔

你可以到以下的網址下載本書錄音檔：http://www.sentientpublications.com/singing-bowls-audio。網頁包含三個檔案：

1. 放鬆療法
2. 脈輪平衡療法
3. 聲音冥想

第一和第二個音檔示範了書中提到的兩個療法。你可以跟著音檔學習，聆聽我的指示，然後敲擊頌缽，接著練習在聽見指示的同時敲擊頌缽。第三個音檔供冥想使用。

頌缽的歷史與製造方式

傳統頌缽的製造可以追溯到兩千四百年前左右，大約與佛陀的時代差不多。從那時起，頌缽的製造方式便在印度、尼泊爾和西藏等地以口述方式在結構極為嚴謹的氏族或種姓制度之中代代相傳。今天，加德滿都谷地的匠人致力復興製作頌缽的古老技術。釋迦氏族至今仍會製造具有療癒效果的頌缽，也就是在製作過程中誦念咒語。佛陀時代也是這樣製造頌缽的。

口述歷史告訴我們，頌缽由印度引入西藏的時間，跟佛教大師蓮花生將佛教傳到西藏的時間一致。因此，西藏頌缽的歷史可追溯到西元八世紀。

傳統上，頌缽由金、銀、鐵、汞、錫、銅、鉛等七種神聖金屬的合金製成，分別對應到太陽系的七大行星以及人體的七大脈輪。此外，每一只頌缽的音符都經過調校，可對個別的脈輪發生作用。

一開始，七種神聖金屬熔化後混合在一起。接著，三到四人合力敲打大型頌缽，一個人使用鐵匠的鉗子夾住頌缽，另外兩或三人輪流敲擊念咒，讓頌缽從製造的過程就開始被灌注善念。頌缽的大小從直徑三吋到十四吋*都有，但是也有更小或更大的。

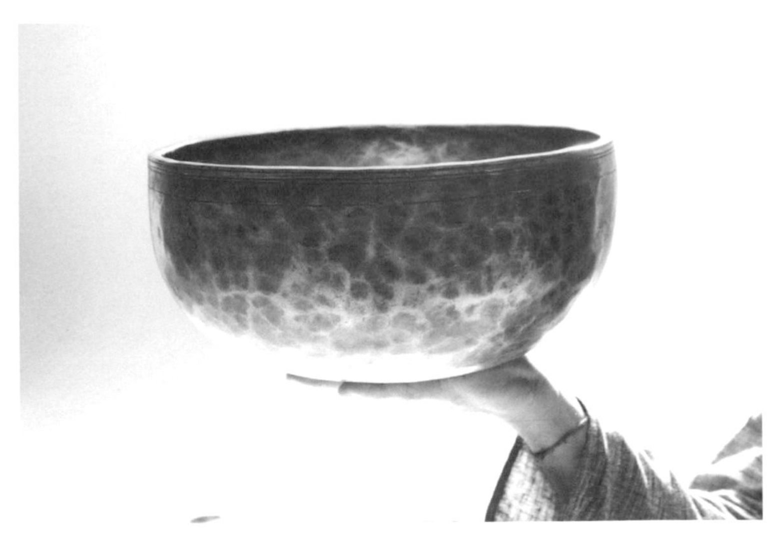

■ 古老的手工頌缽。

＊一吋 = 二點五四公分

脈輪系統

頌缽可以打開我們的脈輪，但這需要時間。脈輪是人體的能量中心，對應到從脊椎向外延展的神經網絡以及內分泌系統的腺體。能量中心若獲得平衡，人的生活在生理、情感和心靈層次都將跟著平衡。每一個脈輪都有相對應的音符、顏色、咒語、部位和各種人類特質。

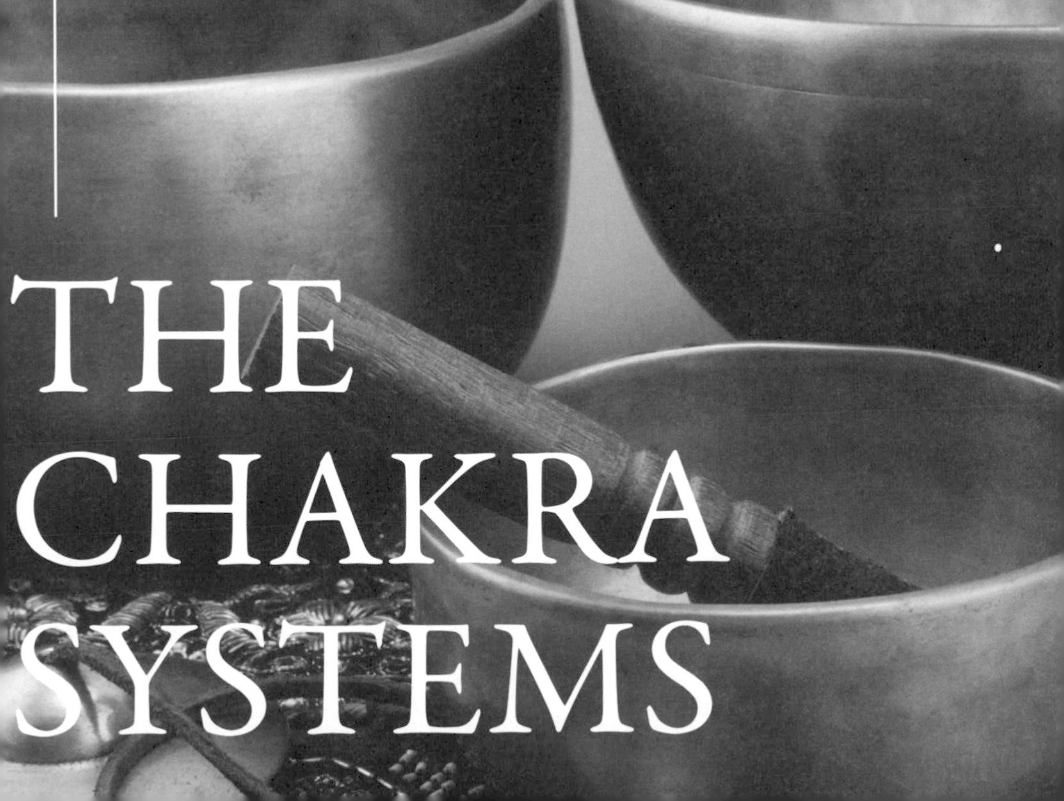

THE CHAKRA SYSTEMS

人體的七大脈輪

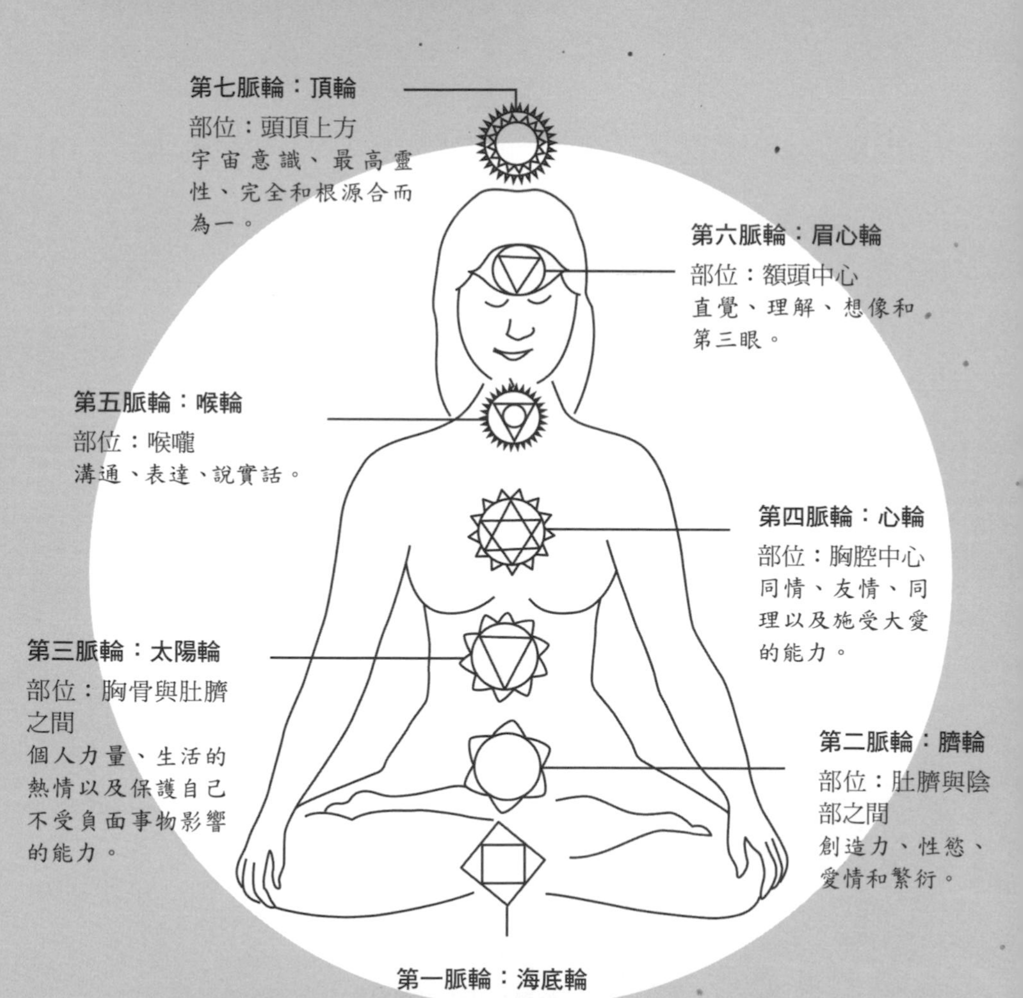

第七脈輪：頂輪
部位：頭頂上方
宇宙意識、最高靈性、完全和根源合而為一。
第六脈輪：眉心輪
部位：額頭中心
直覺、理解、想像和第三眼。
第五脈輪：喉輪
部位：喉嚨
溝通、表達、說實話。
第四脈輪：心輪
部位：胸腔中心
同情、友情、同理以及施受大愛的能力。
第三脈輪：太陽輪
部位：胸骨與肚臍之間
個人力量、生活的熱情以及保護自己不受負面事物影響的能力。
第二脈輪：臍輪
部位：肚臍與陰部之間
創造力、性慾、愛情和繁衍。
第一脈輪：海底輪
部位：脊椎根部
生存、驅動力、企圖以及能量的扎根等議題。

吠陀與西藏的脈輪系統

我在下頁的圖表比較了吠陀與西藏脈輪系統對應音符、行星和金屬的差異。這兩套系統是各自發展出來的，你可以自行選擇想要使用的系統。或者，如果你真的很想以某種特殊方式來使用某個頌缽，你也可以不管這兩套系統，遵循自己的直覺！比方說，如果你覺得 A 缽讓你的心產生共鳴，那麼你或許就應該使用這只缽來治療自己的心。如果你只有一只缽，當然可以用在任何部位上。我學的是西藏系統，因此書中用的便是西藏系統。

吠陀系統

脈輪	吠陀音符	行星	金屬
第七脈輪——頂輪	B	木星	錫
第六脈輪——眉心輪	A	土星	鉛
第五脈輪——喉輪	G	水星	汞
第四脈輪——心輪	F	太陽	金
第三脈輪——太陽輪	E	火星	鐵
第二脈輪——臍輪	D	金星	銅
第一脈輪——海底輪	C	月亮	銀

西藏系統

脈輪	西藏音符	行星	金屬
第七脈輪——頂輪	B	月亮	銀
第六脈輪——眉心輪	E	水星	汞
第五脈輪——喉輪	A	金星	銅
第四脈輪——心輪	D	太陽	金
第三脈輪——太陽輪	G	火星	鐵
第二脈輪——臍輪	C	木星	錫
第一脈輪——海底輪	F	土星	鉛

西藏系統的行星排列順序，是以從地球上觀察行星移動的速度而定的，月亮感覺最快、土星感覺最慢，而太陽居中。這是古時候的天文學家和鍊金術士使用的系統，因此當然沒有包含尚未被發現的行星：天王星、海王星與冥王星。

五度音的法則

THE SYSTEM OF FIFTHS

五度音的聲音聽起來令人放鬆，感覺回復到中心點。古代的西藏頌缽治療師會將頌缽排列成某種形式，讓他們能以五度音程敲打缽，因為他們覺得這樣的聲音聽起來很美。五度音的振動特別適合平衡心輪。

要以五度音的方式排列頌缽，只要從海底輪的 F 缽開始，每個脈輪往上五個音符即可。

音程	缽	脈輪
	F	海底輪
FGABC	C	臍輪
CDEFG	G	太陽輪
GABCD	D	心輪
DEFGA	A	喉輪
ABCDE	E	眉心輪
EFGAB	B	頂輪

西藏頌缽在現代的調音技術出現之前，就開始製造了。古老的西藏頌缽聽起來常常會給人神祕、多音律的感覺；近四十年來在尼泊爾製造的頌缽，則會使用電子調音器，比舊式的頌缽容易校正。

亞利桑那州鳳凰城之泛音科學學院的院長哈洛德・葛蘭德斯塔夫・摩西博士（Dr. Harold Grandstaff Moses）在有關泛音振動理論的文獻中提到五度音程：

我們針對音頻、泛音、和諧進行、拍子、顏色、光線和視覺成像做了無數次實驗，試圖了解情緒和感受被影響的方式，同時促進療癒、減少壓力、帶動靈性意識的提升。我們的研究顯示，完全五度（三比二的數學關係）產生的泛音對副交感神經能夠具有正面的影響，同時改變聽者的意識狀態。

我對以完全五度來影響脈輪系統的做法深感興趣。我鼓勵所有的聲音工作者實驗這套調音系統。關於應用泛音進行治癒的研究，出現了許多新發現，因此過去的理論絕對有重新評估的空間。

購買頌缽

不同的缽會對應到不同的脈輪，並產生不同的音符。你可以根據你的目標來選擇適合的缽。比方說，如果想變得更有同情心，可以在冥想時使用 F 缽，開啟你的心輪。如果想治癒，就要使用 D 缽來影響心輪。

HOW TO BUY A SINGING BOWL

選購頌缽時，最好多敲幾個不同的缽，找到你覺得好的那一只。缽會跟你對話，讓你知道你需要的是哪一只。聽起來讓你感到放鬆舒適的，就是你的缽。不要根據外觀選擇頌缽，而是要看它的聲音帶給你什麼樣的影響。摩擦和敲擊會產生出不同的音調，所以兩種方式都要試試看。購買之前，務必聽聽缽的聲音。

市面上也買得到水晶頌缽，但是這種缽跟書中提到的傳統頌缽不一樣。

頌缽可能是以三種、四種、五種、七種、甚至九種金屬製成。大部分的機器製頌缽是用七種以下的金屬製成，主要用於冥想。選購治療用的頌缽時，七種合金的缽比較適合。

缽的大小

大缽會產生強大深沉的振動，小缽會產生高頻劇烈的振動。人體對於八度音範圍內不同高低的聲音有不同的反應；有些人偏好大缽的低音及其深沉的振動。

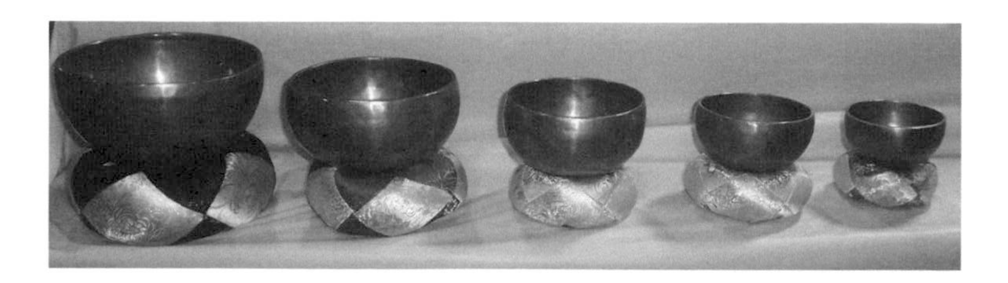

■ 四吋到十吋大小的頌缽。

第一只缽

你可能是為了個人治療而想要購買你的第一只缽。買個大一點的缽（八到十四吋左右），就足夠進行所有的自我療法。你也可以買一只小缽（三到七吋）來輔助冥想。如果想要更進階一點，可以考慮一開始就買四個缽。療癒缽一只至少花費兩到三百美元，古董頌缽一只更會要價兩千美元。一開始可以先買小一點、便宜的冥想缽，大約二十五美元就能買到，之後再慢慢添購其他的缽。

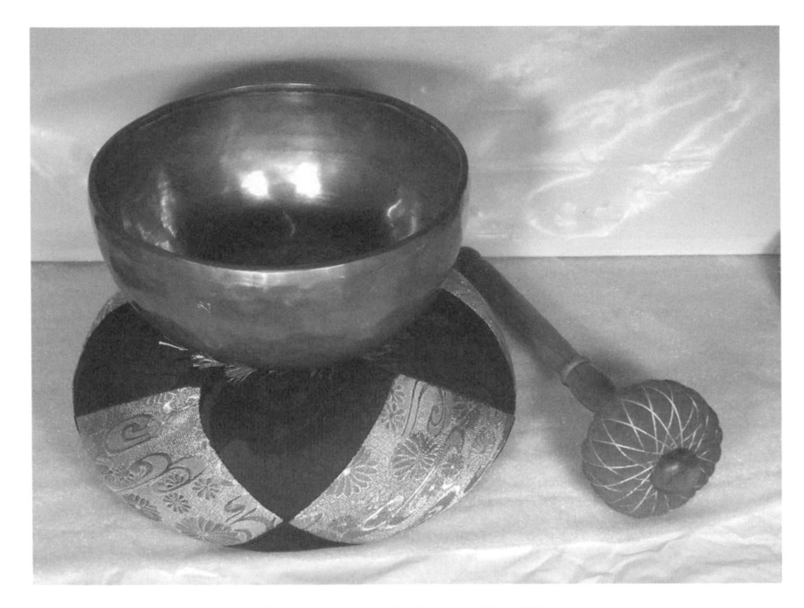

■ 七吋手工尼泊爾缽及絨布槌。

依聲音選購頌缽

在選購單一頌缽時，先以毛氈槌或皮槌敲擊之，聆聽振動與聲音的品質。接著，再次敲擊頌缽，將缽緣拿到離嘴巴兩到三吋的地方，開合你的嘴巴。應該會有「哇－哇」

的聲音出現，那就對了。我在試缽時，會用皮槌或木槌敲擊之，聽聽缽側周圍的音調是否平滑穩定。如果是大缽，我會把它放在頭上敲擊，感受聲音的品質。

確保只有一個主要音。如果一只缽會發出一個以上的音，那就以最長的那個音做為主要音。使用電子調音器可以準確判定缽的音。

如果缽有裂痕，是很難看出來的，但是用聽的就能知道缽體是否有破損。有時候，敲擊破裂的缽不會發出回音，而是會發出類似金屬的沉悶咚咚聲。如果是肉眼難以看見的細縫，則會發出不悅耳的咯咯或嗡嗡聲。有時候，即使缽出現裂痕或甚至破洞，還是會發出回音。然而，破損的缽還是不應該用來治療，甚至連輔助冥想也不適合。把缽退給店家，請他們送回去給廠商回收。

購買一組頌缽

如果你想購買一組對應七大脈輪的頌缽，應該一次選購，這樣才能聆聽整組頌缽的聲音。如果你是以批發價訂購，可以請商家幫你組合。務必確定你買到的是手工頌缽。

最好的方法，就是坐下來，把多個缽放在你能同時聽到不同缽聲音的位置。如果你跟店家關係良好，他通常會讓你退其中幾個太大、太小或聲音聽久了不再喜歡的缽。開始使用一只缽之後，你有可能改變對它的感受，因為當你每天聆聽整組頌缽的聲音，你對音調的領悟力會越來越敏感。很多人常常會因為音高、個別缽的大小或是整組缽的大小配置等原因交換頌缽。

購買一組頌缽時，如果一開始試的缽屬於升調，你可能會希望 F、G、A、C、D 缽全部都是升調。如果一開始試的缽屬於自然調，你或許會希望全部的缽都是自然調。這不是硬性的規定，但是考慮到整體的和諧感很重要。

有些人說，用在演奏會上的頌缽聽起來應該要非常具有和諧感，但是針對治療用的缽，這一點不是那麼重要。組合一套用於治療的頌缽時，最好能躺下來，把缽放在周圍，用這種方式聆聽並感受其振動。

有些人說，頌缽一旦組合好了，就不應該再動了。只要有好的能量，所有的缽就會一起唱歌。

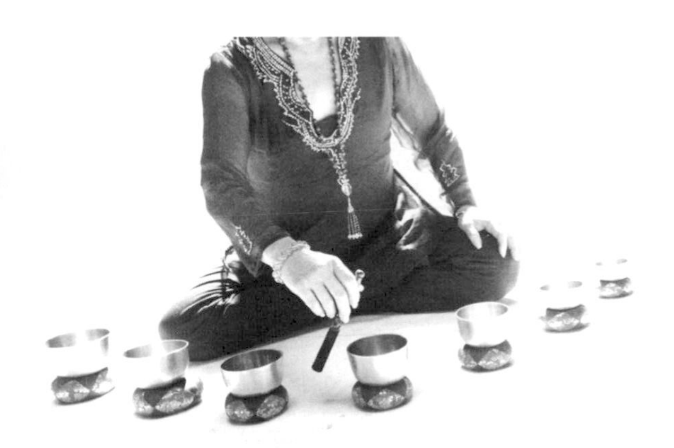

■ 七只小缽的組合。

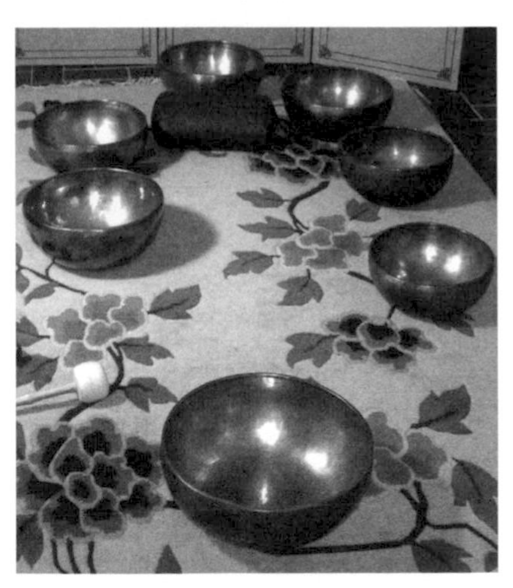

■ 七只大缽的組合。

保養頌缽

請使用半顆檸檬汁加溫水來清洗頌缽，絕對不要使用銅器清潔工具。每天都要敲擊頌缽，維護彼此的關係。如果要把缽放在身上，裡面應該放溫水，平衡五大元素（土、風、火、水、金）。

帶著頌缽出門時，請用報紙、布料或氣泡布包覆之，以免震動或撞擊。你可以把小的缽放在大的缽裡面，每一層都確實做好保護即可。你可以把它們放在行李箱或大帆布袋裡。

使用頌缽

PLAYING THE BOWLS

你可以用摩擦或敲擊的方式讓頌缽發出聲音。敲擊頌缽會產生清亮的聲音，摩擦頌缽則會產生較強的振動。坐在椅子或地板的坐墊上，挺直背部，採取放鬆的坐姿。眼睛放鬆，微微閉上。如果你是右撇子，請將缽放在左手掌心（左撇子則相反），拿到心臟的高度。捧缽的那隻手要打開攤平，不要彎曲手指握著缽，否則會改變缽的聲音。深呼吸，開始摩擦或敲擊，專注在自己的呼吸上。敲擊時，手勢往上。如果缽倒過來放（例如倒放在頭上時），則應往下敲。

摩擦頌缽

使用木槌或皮槌皆可，皮槌產生的聲音較柔和，木槌產生的聲音較尖銳。在學習階段，木槌是個很好的選擇，因為聲音比較容易出來。使用皮槌必須出比較多力，但是皮槌不會出現咯咯聲。

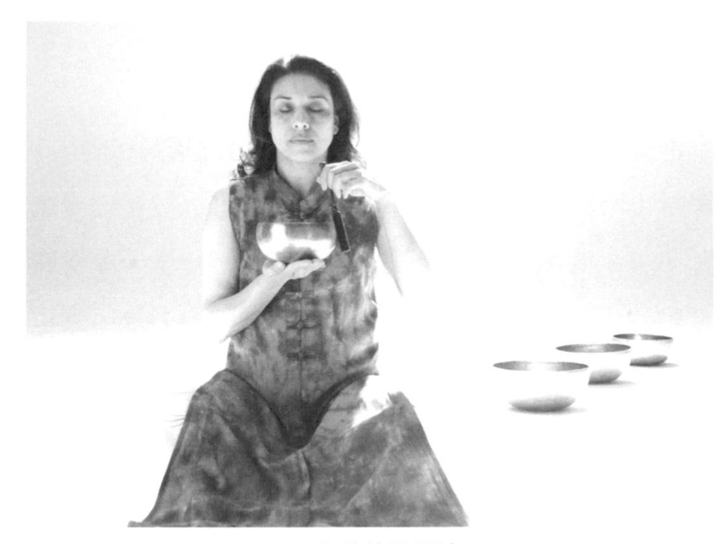

■ 坐著使用頌缽。

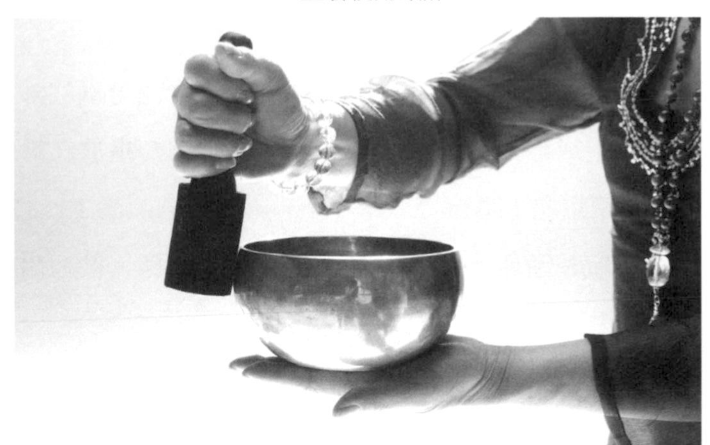

■ 摩擦頌缽，幫助冥想。

冥想用途

把缽放在打開的手掌上，以順時針方向緩緩移動槌子。如果缽太大或太重，沒辦法放在掌心，可以放在按摩床上或墊子上。傳統上，摩擦技法不會用在冥想上。摩擦時，不要動到手腕，而是應該運用手肘和肩膀的力量，讓槌子沿著缽的外緣移動，整個過程中，槌子持續接觸頌缽不離開。如果開始出現咯咯聲，速度要慢下來。

治療用途

三到十四吋的缽可以直接放在身上。你也可以把缽放在按摩床上或地上。將你的無名指、中指和食指放在缽的中心點，使用槌子摩擦時，缽才不會亂動。若想產生振動，可以輕輕敲擊頌缽，接著用槌子左右來回摩擦，創造出具有治癒效果的振動感。

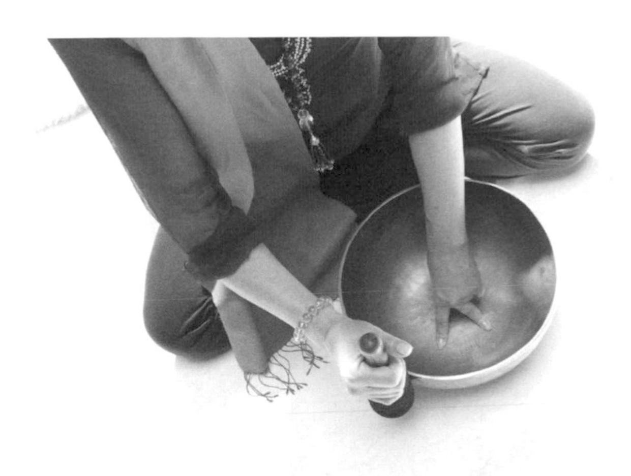

■ 摩擦頌缽，進行治療。

敲擊頌缽

敲擊頌缽時，手勢要朝上（除非另有指示）。剛開始學習敲擊頌缽的人最常犯的錯誤，就是只用槌子輕敲一下，而沒有採用由下往上順勢滑移的手法。

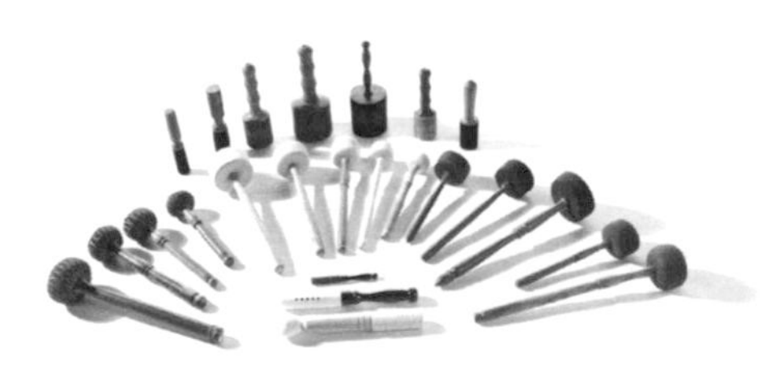

■ 摩擦與敲擊槌。

冥想用途

使用皮革、錦緞或毛氈包覆的槌子。把缽置於掌心、墊子、地板或供桌上。敲擊頌缽，槌子接觸缽體時順勢往上滑，這樣就能創造出猶如黃金般振動迴響的聲音。

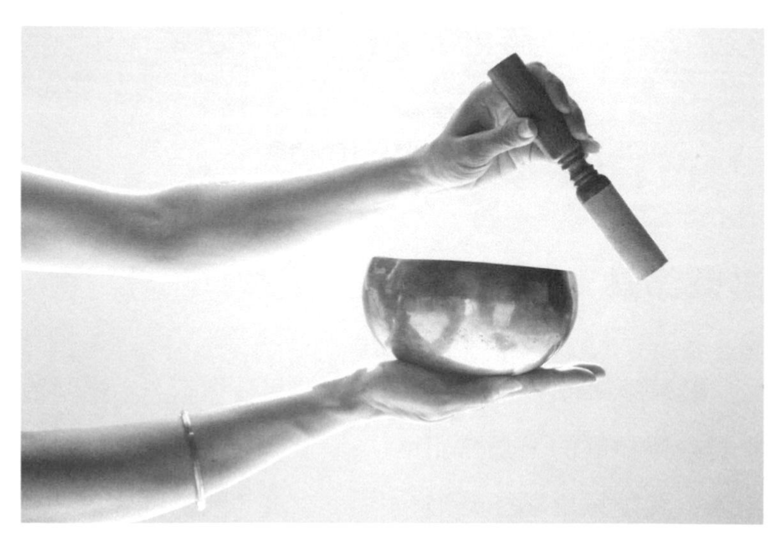

■ 敲擊頌缽，輔助冥想。

一邊吸氣，一邊聆聽敲擊一次所發出的微妙撫慰之音。隨著聲音漸漸消散，開始跟隨自己呼吸的聲音。你也可以敲擊頌缽三下，再開始冥想。恢復寂靜後，持續進行冥想。冥想結束後，再敲擊頌缽一下。

治療用途

使用錦緞或毛氈包覆的槌子。你可以把缽直接放在身上，或是放在地板或治療床上。

如果是把一只小缽放在身上，請將無名指、中指和食指放在缽的中心點，防止缽移動。

如果是放在地板或治療床上，請在缽的下方放一塊止滑墊，防止缽移動。你可以把用來鋪在廚房抽屜和置物架的那種柔軟、無黏性材質製作成一塊止滑墊。

將槌子拿到距離頌缽三吋的地方，對準缽緣下方一吋左右的位置，敲擊之，接觸缽體的同時，將槌子往上帶，創造出渾圓的回音。你也可以敲擊頌缽內緣，碰觸到缽體時同樣往上滑。若想產生振動，可以輕輕敲擊頌缽，接著用槌子左右來回摩擦，創造出具有治癒效果的振動感。

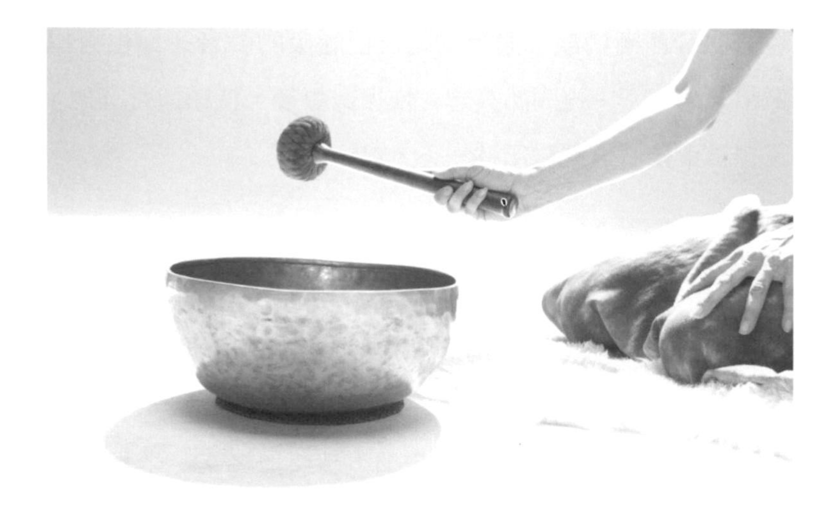

■ 進行頌缽療法時揮動槌子。

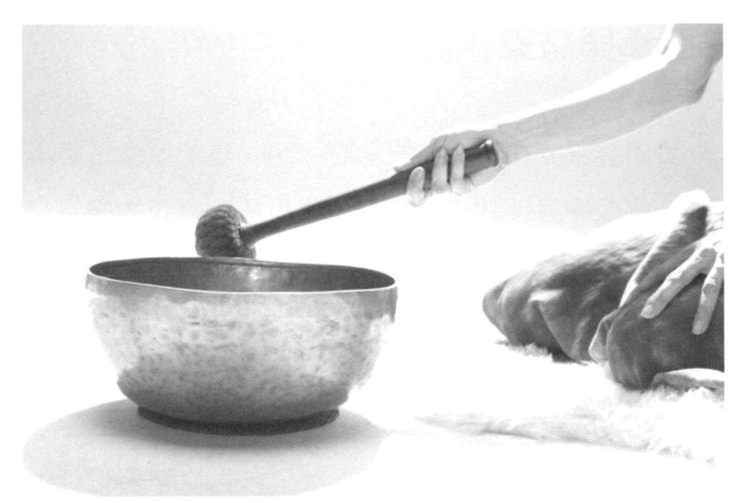

■ 進行頌缽療法時敲擊缽體。

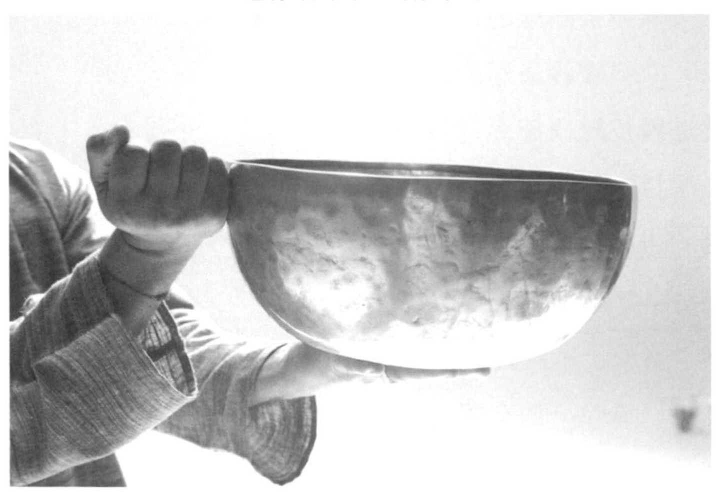

■ 使用拳頭敲擊頌缽。

使用拳頭敲擊頌缽

將頌缽置於非慣用手的掌心，另一隻手握拳，用小指頭那一側敲擊靠近缽緣的位置，發出溫和舒緩的聲音。當某些療法需要比較柔和的振動時，常會使用這個技巧。

西藏碰鈴（丁夏）

碰鈴是由兩片小銅鑼和一條連接銅鑼的皮繩所組成。敲擊碰鈴最好的方法，就是將皮繩收攏靠近銅鑼，一手持一片銅鑼，讓兩片銅鑼的邊緣彼此垂直，互相敲擊發出聲音。

傳統上，碰鈴發出的樂音可以清除一個空間的負面能量，使心靈回到當下。它

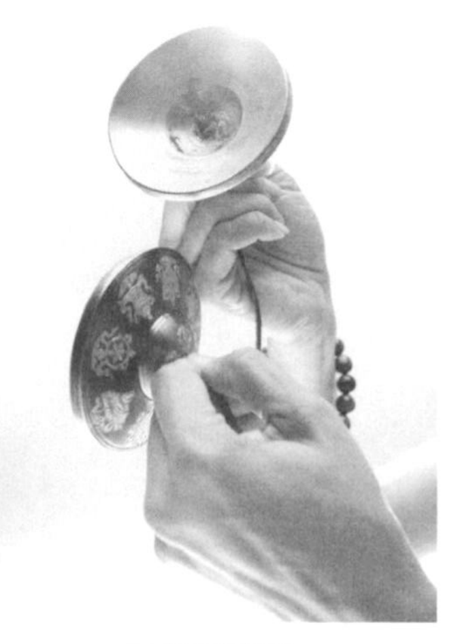

■ 敲擊碰鈴。

也被用來治療耳鳴。在靈性領域中，碰鈴被用來開啟第三眼，也可以在治療師和個案之間創造一條療癒連結，傳遞正面能量。最後，碰鈴也可用來平衡脈輪。

鈴和杵

銅鈴是我在寺廟儀式中唯一看過被拿來演奏的樂器。演奏銅鈴的目的是為了喚醒一個人，讓他回到當下。我會在法供儀式和冥想過程中使用銅鈴，但不會拿它來治療。你可以用木槌敲擊銅鈴，或是直接搖出聲。

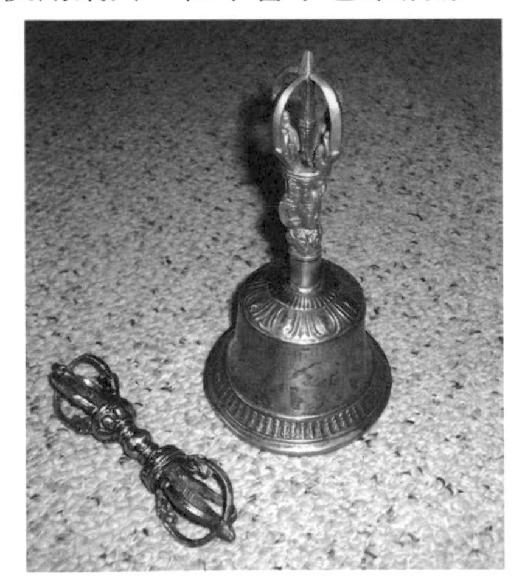

■ 鈴和杵。

杵是由金屬或水晶製成，兩端呈卵形，中間有一顆小球，由一根柱狀體貫穿連接。杵（Dorje）在藏語中的意思是「雷電」。杵有時也會被形容成鑽石權杖，是智慧的神聖象徵。人們會在冥想時使用杵，以手印的手勢拿著。鈴拿在左手，杵拿在右手，兩者代表陰（鈴）和陽（杵）。

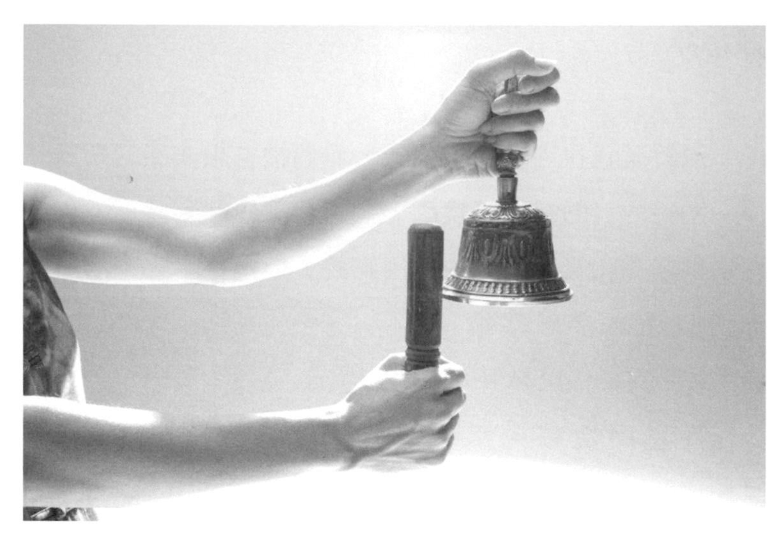

■ 敲擊銅鈴。

營造治療環境

SETTING UP THE ENVIRONMENT

你為自己或他人提供治療與冥想的環境，應該要是安靜、乾淨、整齊、有秩序、令人心情愉悅的空間。本章提供的所有資訊適用於自我治療及治療他人的情境。鋪有地毯的地面躺起來雖然舒服，但是頌缽要放在堅硬的材質上，才能發出振動回音，因此你如果選擇鋪有木板或磁磚的房間，可以讓個案（或你自己）躺在墊子上。木板特別適合做為傳遞振動的介質。

你需要一個小枕頭，用來放在個案的頭下。另外，很多人也喜歡仰躺時，在膝蓋下方墊幾個枕頭。使用眼罩或乾布蓋住個案的雙眼，可以使他較為放鬆。使用眼罩時，先在下方鋪一張乾淨的面紙，這樣比較衛生。同樣地，頭部和膝蓋的枕頭也要鋪上一張紙巾，這樣每一位個案都有乾淨的枕頭可以使用。枕頭應該要以天然材質製成。

光線昏暗是最理想的狀態，如果可以使用蠟燭點亮空間，更能創造愉悅的效果。

請確保房間是溫暖的，因為個案將會躺著不動一段時間，可能會著涼。必要時，可在個案身上覆蓋一條薄毯。

房間聞起來應該是宜人的，至少不可以有怪味！在療程開始前，你可以點燃香炷或香氛蠟燭。但是請記住，有些人對任何煙味或香味特別敏感，所以準備房間之前務必徵詢個案意見。

如果要在缽裡倒水，請使用非常暖和但不滾燙的水溫。缽置於個案身上時，千萬不可直接倒熱水進去。把缽放到個案身上之前，先用自己的皮膚測試溫度。如果太燙，就加點冷水。要將溫熱的頌缽放在眉心輪、手掌或赤裸的雙腳上時，必須格外注意。最好使用電熱水壺，讓水保持溫熱，同時在附近放冷水，需要時馬上可以使用。

個案應該穿著以天然纖維（棉質最好）製成的寬鬆長褲和上衣。如果房間裡有供桌、神像或聖人的照片，個案的頭應該朝向這些物件。

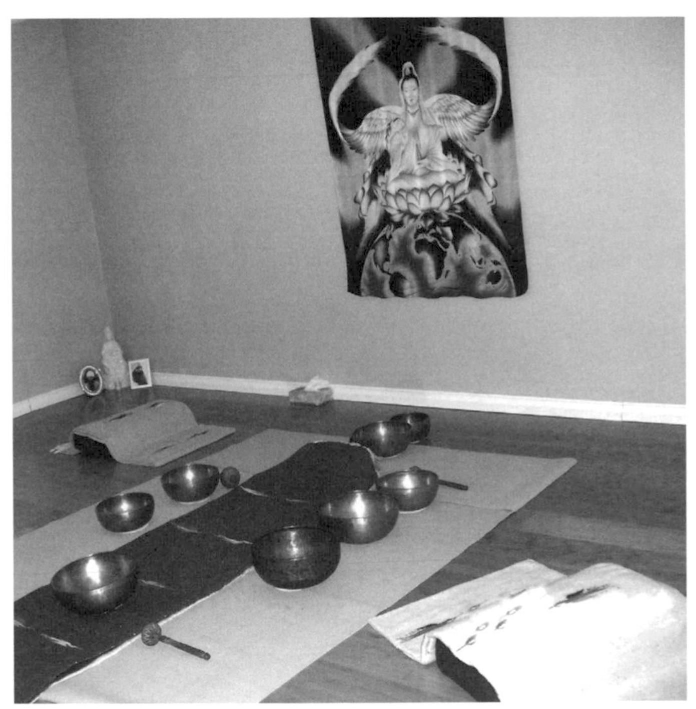

■ 治療環境。

團體冥想

有時，我會跟其他頌缽治療師一起進行團體冥想。冥想者會躺在地上，身上蓋著毯子、墊著枕頭，又或者坐在椅子或墊子上，而引導冥想的人會演奏頌缽、鈴鐺、銅鑼和碰鈴。這會營造出完美的放鬆氛圍，人們可以選擇自己喜愛的方式進行冥想。下面這張照片顯示了進行團體冥想時，頌缽應該如何擺放。

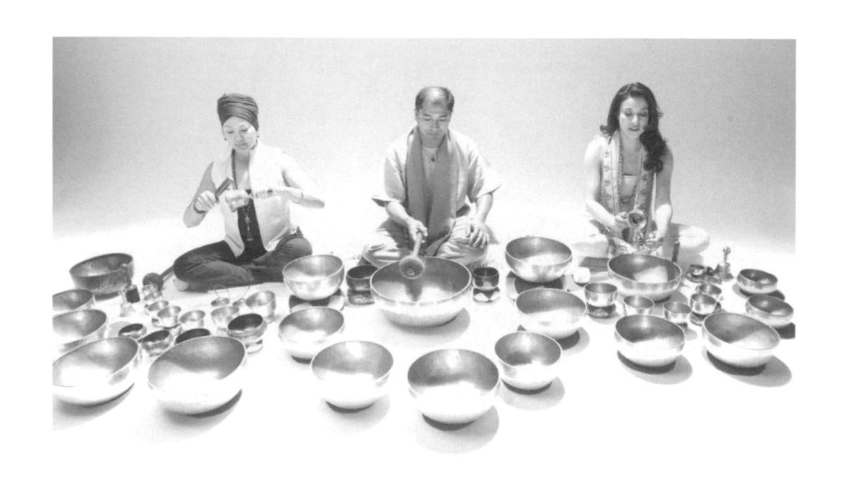

■ 引導團體冥想。

如果冥想者是躺在地上，他們的頭應該朝向頌缽。

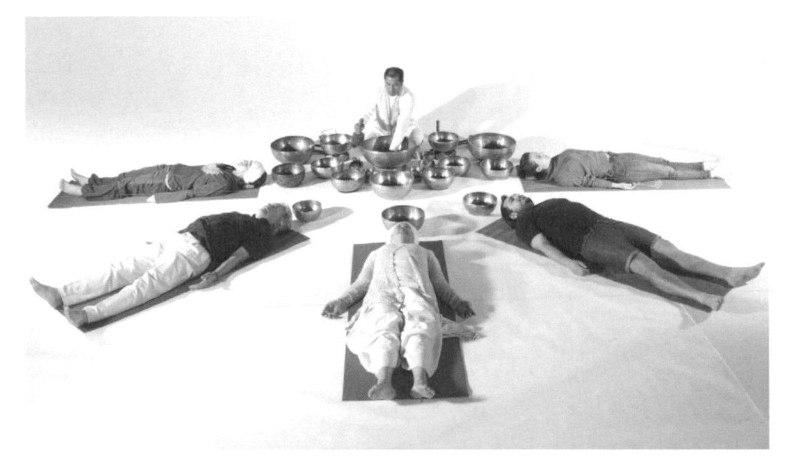

■ 冥想者的位置。

使用頌缽聲音與振動治療床

對西方人而言，個案躺在地上有時候會很難進行頌缽療法，因為這對治療師的膝蓋和背部不太好。你也可以使用按摩床，並將頌缽擺在凳子或沙發邊桌上。你可能會需要在頌缽下方放個墊子，讓缽的高度跟床一樣高。

使用頌缽的安全守則

在尼泊爾，食物會放在金屬器皿或甚至是真正的頌缽中，但是在今日的西方世界，頌缽不適合拿來盛裝食物或飲品。

倘若個案患有注意力缺失症、注意力缺失過動症或其他容易造成興奮躁動的病症，敲擊頌缽時動作必須緩慢輕柔，並將頌缽擺在離人體較遠的地方。

在孕婦的腹部上方或附近發出噪音是不恰當的做法。我不建議在孕婦的腹部上敲擊頌缽，因為寶寶被液體所包圍，而由於聲音在水中傳導的速度比在空氣中還要快，這會造成振動速度加快。因此，如果要替孕婦進行頌缽療法，請將頌缽放置在離身體數尺的地方，敲擊時要輕柔。

相信直覺
Using Your Intuition

這是一本頌缽的操作指南，因此書中寫的是我自己平常治療個案的方式。然而，我其實很少會做兩次一模一樣的療法。通常，我會根據個案的特殊需求和自己的直覺來調整治療方式，所以我也鼓勵你這樣做！

我從很多老師身上學到許多不同的技巧，然後再去選擇我認為適合某種情況的療法。請自由修改你在書中學到的東西，滿足自己或個案的需求。

如果你能相信自己的直覺，充斥在你四周的無形治癒力量就能自然地被表達出來。真正的治癒能力就是這樣來的，絕不可能真的照本宣科。

治療自己

下面介紹的這些療法可以用在你自己或他人身上。缽放在身上時，是否倒入溫水都沒關係。

注意：我使用「她」或「他」來指稱個案，純粹是為了避免用詞不妥。所有的療法都適用於男性和女性。

PERSONAL HEALING THERAPY

單缽治療

首先，選擇一個令你覺得舒緩、對你產生共鳴的脈輪缽，使用此缽治療身體的任何部位。別忘了，善念是頌缽療法的核心。你有能力治癒自己，所以請打開心胸，憑直覺選擇頌缽擺放的位置。這只缽可以用來治療心臟、腹部、太陽輪、大腿、膝蓋或小腿。如果你是使用單缽替他人進行治療的人，也可以用此缽治療個案的背部、肩膀、雙腿和雙腳。比較進階的做法是，你可以在缽中倒入四分之一滿的溫水，讓具有治癒效果的振動更深入體內。

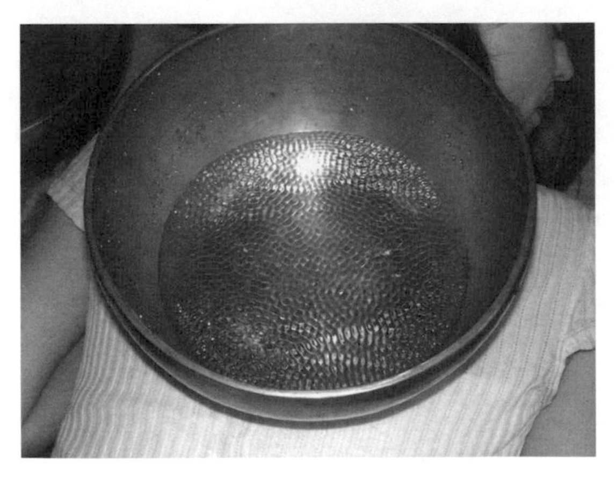

■ 缽中倒水。

運用咒語清理脈輪

你可以用這個療法清除特定脈輪的負面能量與窒礙。要治療脈輪失衡問題，你必須在整個治療過程中處於一個安靜、私密、不會受到打擾的空間。如果你只有一只缽，就用這只缽清理所有的脈輪；如果你有一整套脈輪缽，就根據你想清理的脈輪來選擇對應的缽。

採取舒服的坐姿。你可以坐在椅子上，雙腳著地，或者坐在墊子上，盤腿或坐壓腳跟。背部挺直，胸口向外、向上挺起，肩膀放鬆、與地面平行，下巴收回一吋左右。你可以閉上雙眼，把眼球往上轉到第三眼的位置，或者眼睛睜開十分之一，凝視鼻尖。兩種做法都能刺激第三眼的天賦。

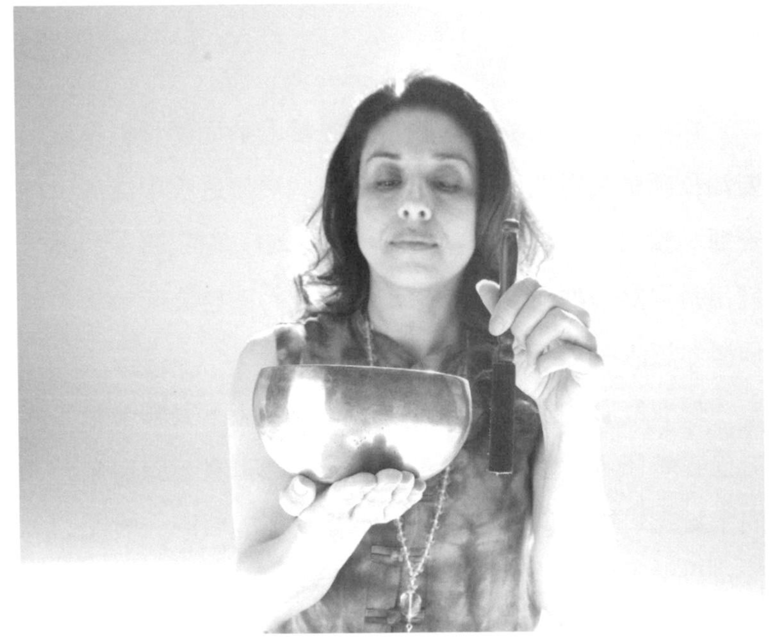

■ 運用咒語清理脈輪。

回到中心點，跟著呼吸走。吸氣時，把注意力集中在問題或特定的脈輪上，心中保持清除負面能量的意念。吐氣時，將所有無法賦予你最高層次需求的一切全部釋放，把負面能量向下傳送到腿部，從腳底送出去，直達地球核心，使之被分解成各大元素，日後重新組成新生命。

如果你是坐在椅子上，可以把頌缽捧在心臟前方，抑或是放在面前的桌上。如果你是盤腿坐在地上，請把頌缽置於打開的掌心中，舉到心臟的位置。現在，敲擊或摩擦頌缽。

專注在呼吸上，與情感產生連結。把注意力慢慢移到脈輪的部位，對該脈輪誦念相對應的咒語。想要誦念多久都沒關係，直到感覺負面能量已被釋放即可。感受所有情緒，不帶任何評斷，心念處於當下。

脈輪	吠陀音符	吠陀咒語	西藏音符	西藏咒語
第七脈輪——頂輪	B	沉默	B	沉默
第六脈輪——眉心輪	A	Om	E	Aa
第五脈輪——喉輪	G	Ham	A	Om
第四脈輪——心輪	F	Yam	D	Hung
第三脈輪——太陽輪	E	Ram	G	Ram

第二脈輪——臍輪	D	Vam	C	Dza
第一脈輪——海底輪	C	Lam	F	沉默

治療頭部

約 7 分鐘

當你在辦公室辛苦了一整天，或者從事任何容易積累壓力的活動之後，這個療法可以有效解除壓力。我的其中一位老師多傑 ・ 廷戈教我使用這個方法治療失眠、偏頭痛和肌肉緊繃。

個案可以坐在墊子或椅子上。首先，在頭上放一條毛巾或一塊止滑墊，以免缽移動。接著，把一只大缽倒過來蓋在頭上。請確定缽是平衡的，沒有造成個案不適。接著，使用向下的手勢輕輕敲擊頌缽。等待二十秒，再重複一次。請事先練習把缽放在自己的頭上敲擊，確保你知道如何平衡頌缽。如果缽掉了，可能會傷到你自己或缽本身，因此要很小心。

你可以把兩只缽放在一起，形成一個振動室，創造出更深沉的放鬆與療癒效果。一只缽倒放在頭上，另一只缽捧在非慣用手的掌心，舉到心輪和太陽輪之間的位置。第二只缽的大小會決定敲擊後升高的高度。如果第二只缽的大小和頭上那一只差不多，敲擊後要舉到喉輪的高度；如果第二只缽是介於四到八吋之間，敲擊後舉到眉心輪的高度。無論是哪種情況，舉到指定的部位後，要停留一下，然後再重複一次動作。

如果有治療師在旁協助，請他幫你捧著第二只缽，舉到離喉輪兩到四吋的地方，手勢向上輕敲兩次，接著在缽振動時，以 Z 字形緩緩由喉輪往下移到臍輪的位置，再用更慢的速度從臍輪直直舉高到頂輪。這個步驟想要重複幾次都可以。

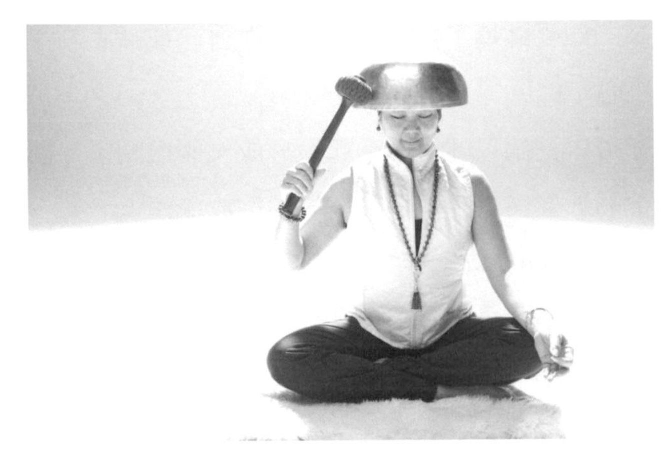

■ 單缽治療頭部。

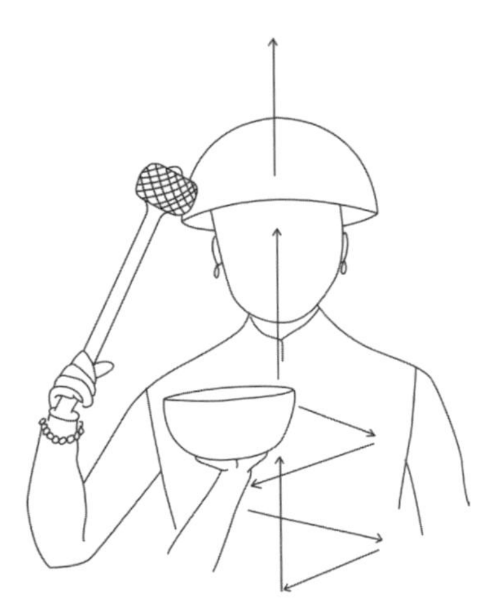

■ 治療師移動第二只缽的方式。

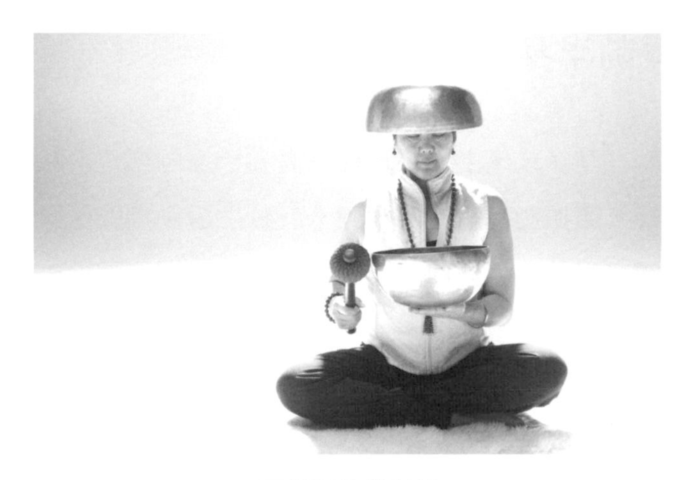

■ 雙缽治療頭部。

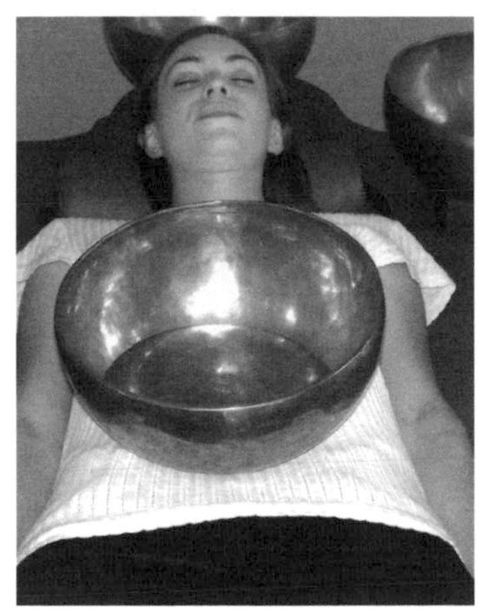

■ 治療前半身。

治療前半身

躺在墊子或床上，將缽放在需要治療的部位。往上輕敲頌缽，讓振動漸漸消散十到十五秒。振動期間，深深吸氣，感受振動進入體內。吐氣時，清除所有疼痛。整個過程重複幾次皆可。

治療雙腳

站立或坐在椅子上，將赤裸的雙腳放在一只大缽中央。如果缽不夠大，可以踮腳尖或腳跟。往上輕敲頌缽，讓振動漸漸消散十到十五秒。振動期間，深深吸氣，感受舒緩的感覺，經由反射點連接到身體的每個部位。整個過程重複幾次皆可。

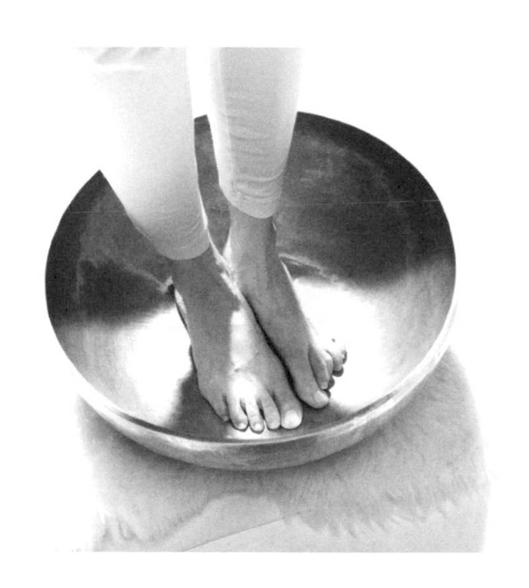

■ 自己治療雙腳。

要購買一只能放得下兩隻腳的缽（十八吋左右）得花不少錢，因為這樣的缽不但很大，也非常重。如果有成本考量，可以請治療師協助，把一只八到十四吋的缽放在腳底。把腳靠在治療師的膝蓋上，請她用上述的方式敲擊頌缽。

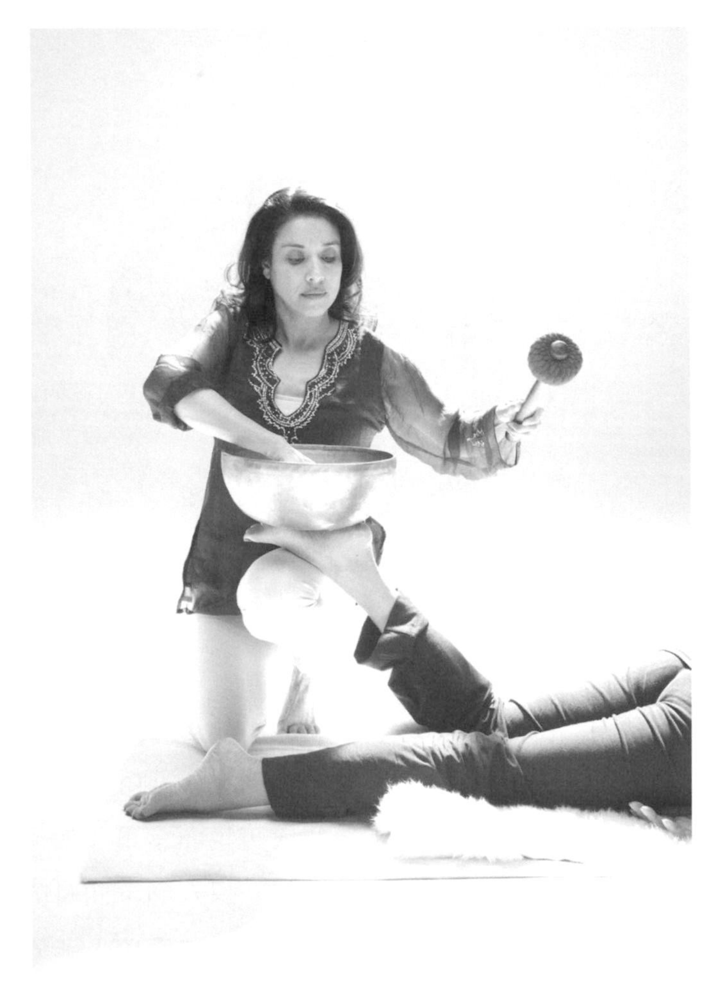

■ 請治療師治療雙腳。

治療個案

下面介紹的這些療法必須由治療師替個案完成，不能自己做。

別忘了，善念是頌缽療法的核心。意圖、想法和信念是最重要的。也別忘了，你有能力運用直覺來引導自己，決定應該把頌缽放在什麼位置，才能達到放鬆與治療的目的。

HEALING THERAPIES FOR CLIENTS

每當你要將缽放在個案的身上，請先把手放在該部位數秒鐘。當然，要避開敏感部位。例如，心輪和海底輪靠近身體私處，所以請特別注意手放置的地方。藉由你的手，把善念集中在該處。迅速而輕柔地把手換成頌缽，使個案幾乎無法察覺兩者的替換。

身為治療師，你可以在六十分鐘的時間內安排單一療法，也可以從下列這份清單中組合多種療法，針對個案的需求進行客製：

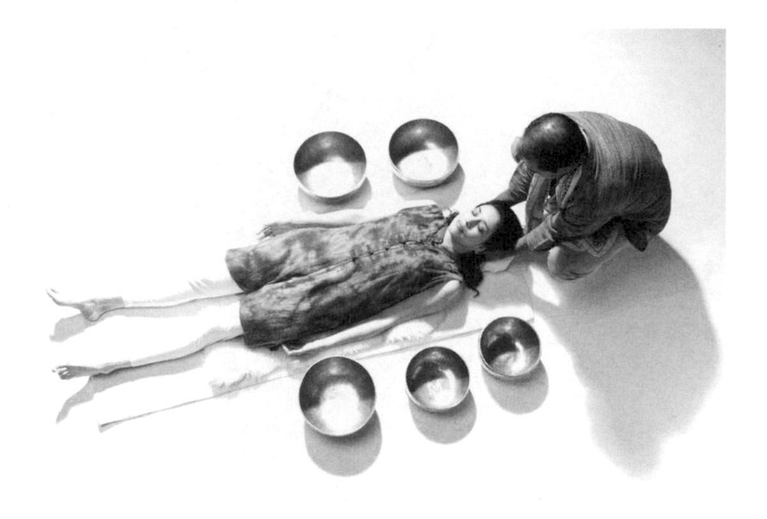

■ 扶著個案的頭部。

- 使用一至兩只缽治療
- 放鬆療法
- 脈輪平衡
- 前半身溫水療法
- 治癒禱念
- 後半身溫水療法

療程的開頭與結尾

在療程的一開始，治療師要定下具有療癒作用的善念。你可以使用任何源自你個人治療背景的文字或禱文。把你最真切的能量投注在最崇高的善，是很重要的關鍵。你可以經由兩個步驟做到這點：首先，專注在呼吸上，進入深沉的虛空狀態（空性）。接著，思緒淨空之後，專注在最崇高的善念上（正思惟），祈求個案康復。這有助療癒能量貫穿到個案體內。淨空的思緒可以調和身心。

當你進入空性，可能會感覺到許多念頭浮現，但請不要擔心，就把這些念頭當作冒出水面的泡泡，一個一個冒出，然後消失，讓你越來越接近純粹虛空的狀態。要達到這個境界需要時間，但是只要有耐心，就會有所回報。進入空性後，就能夠輕易將善念導到個案需要治療的部位，因為你已經清空對於外在的煩擾。

你也可以請個案表達自己的治療目標，說在心裡或說出口都可以。她若提到身體某部位或情感方面的某個問題需要治癒，那就全程將能量專注在該議題上。在一開始就告訴個案過程中會發生什麼事，療程結束後要怎麼收尾。例如，你可以跟她說，治療結束後，你會悄悄離開房間，她可以慢慢來。或者，你也可以明確告訴她休息時間是多久。

療程正式開始後，輕輕扶著個案的頭部，心中帶著善念，深呼吸，經由你的手傳遞能量。如果你有受過顱薦椎療法的訓練，這時候便可以按摩個案的頭部。扶著個案的頭部一至兩分鐘後，將手掌反轉向下，慢慢滑到頭部兩側，釋放個案的負面能量。

接著，來到個案的雙腳邊，右手輕觸她的左腳，左手輕觸她的右腳。你可以一邊按摩，一邊傳遞能量。碰觸個案的雙腳一至兩分鐘後，將手掌反轉向下，慢慢滑到腳的兩側，紮穩個案的能量。

療程結束後，給個案一杯溫水，提醒她一整天都要多多補充水分。

使用一至兩只缽治療

一至兩只缽可以用來治療個案的任何身體部位。挑選讓你感覺舒緩、跟你有所共鳴的缽。

如果只使用一只缽，可以用在個案的背部、肩膀、腿部、足部，或任何你的直覺引導你進行治療的部位。如果你使用兩只缽，可以從下面這些部位選擇兩處來放置：心輪、太陽輪、大腿、膝蓋或小腿。

使用一至兩只缽的治療技巧

- 將一只直徑六吋左右的缽放在掌心或伸平的手指上，摩擦或敲擊之。
- 專注在你想治療的層面：生理、情感、心理或靈性。

- 小尺寸的缽特別適合用來治療心理層面。心控制身，而具有治癒效果的振動會從心靈的途徑傳到身體裡。大尺寸的缽則能將振動傳到體內深處。
- 你可以用一只大缽治療所有的脈輪；使用一至兩只缽，就能治療全身。
- 個案俯躺時，可以將一只缽（最好是比較小的那一只）放在頭部上方，另一只缽放在背部。
- 敲擊的間隔越長，效果越扎實。
- 把溫水倒入要放在個案身上的缽，治癒效果更佳，因為振動會更深入體內。水量不可超過缽的四分之一。溫水倒進去後，雙手捧著缽，祝福缽中的水。這個步驟很重要，可以定下治療的善念。
- 頌缽振動結合咒語可以增加正面的治癒能量。

使用一只缽治療

在前兩個療法中，你將直接接觸個案的氣場。氣場是一種微小物質，圍繞在我們四周，瀰漫所有有形實體。在物理學的領域，氣場就是一種波動－粒子類型的能量，影響著生理與情感層面的一切。

清理氣場 ***約 3–5 分鐘***

個案可以站著、坐著或躺著。

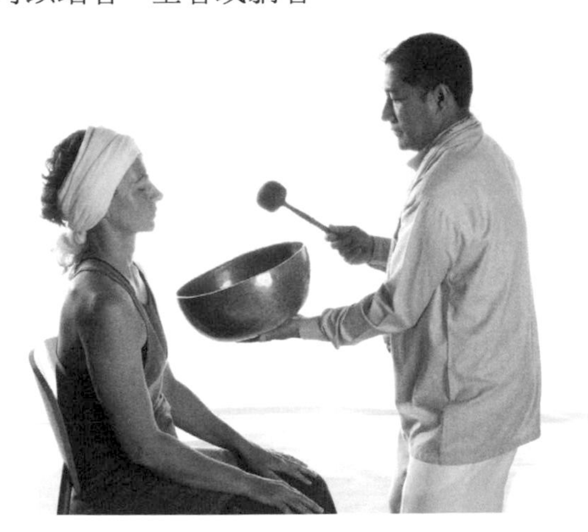

■ 清理氣場。

小缽——四到八吋

1. 單手持缽，使用皮槌輕柔地摩擦或敲擊之，發出柔和的振動。在離個案有點距離的地方敲擊頌缽，接著拿到離髮際五到六吋處，避免產生擾動。
2. 停留原地一下，接著以順時針方向慢慢繞著個案的頭部移動頌缽。
3. 繞完一圈後，再次停留髮際處，接著筆直往上移到頭頂上方一尺處。停頓，等待振動消散。
4. 重複步驟 1 到 3 兩次，總共三次。

大缽——九到十四吋

使用小尺寸的缽就能清理氣場，如上所述。然而，大缽的振動更為深沉，因此效果更好。大缽比較重，你需要花較多力氣捧著它，請考量到這點。使用大缽時，利用拳頭或槌子敲擊；大缽不好摩擦振動。

清理脈輪

約 3–5 分鐘

個案可以站著、坐著或躺著。

讓直覺引導你，看是要從前面移到後面、左右兩側移動或是圍繞全身移動。

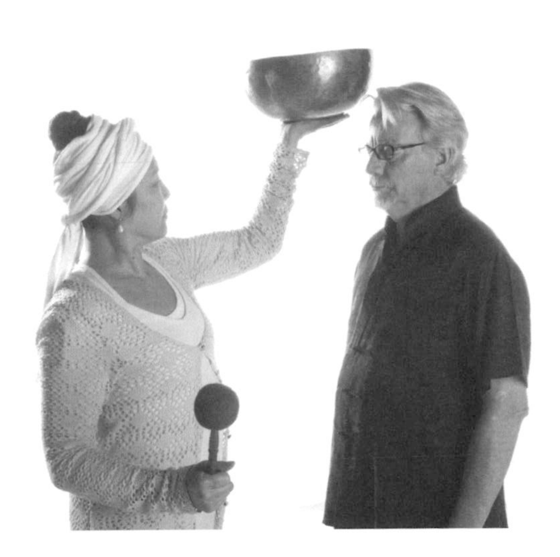

■ 清理脈輪。

小缽——四到八吋

1. 單手持缽，使用皮槌輕柔地摩擦或敲擊之，發出柔和的振動。
2. 在離個案有點距離的地方敲擊頌缽，接著拿近身體，避免產生擾動。把頌缽拿到靠近髮際處，稍作停留。
3. 慢慢往下移，經過眉心輪、喉輪、心輪、太陽輪、臍輪及海底輪。
4. 移到海底輪時，聲音應該已經漸漸消散。此時，再敲擊頌缽一次，慢慢往上移動，經過各個脈輪，回到髮際處，再次停頓。
5. 最後，筆直往上移到頭頂上方一尺處。停頓，等待振動消散。

大缽——九到十四吋

使用小尺寸的缽就能清理脈輪，如上所述。然而，大缽的振動更為深沉，因此效果更好。大缽比較重，你需要花較多力氣捧著它，請考量到這點。使用大缽時，利用拳頭或槌子敲擊；大缽不好摩擦振動。

失眠療法　約 10 分鐘

進行這項療法時，個案可採取睡姿，無論是側躺、將墊子夾在兩腿之間，或者是仰躺、將墊子放在膝下，抑或是其他姿勢，只要個案覺得舒服就可以。使用十吋或十吋以上的大缽非常有效，但是你也可以用四到六吋的小缽。缽越大，振動越深沉，放鬆程度越大。此外，跟著缽的聲音誦念咒語「Om」，也非常有效。

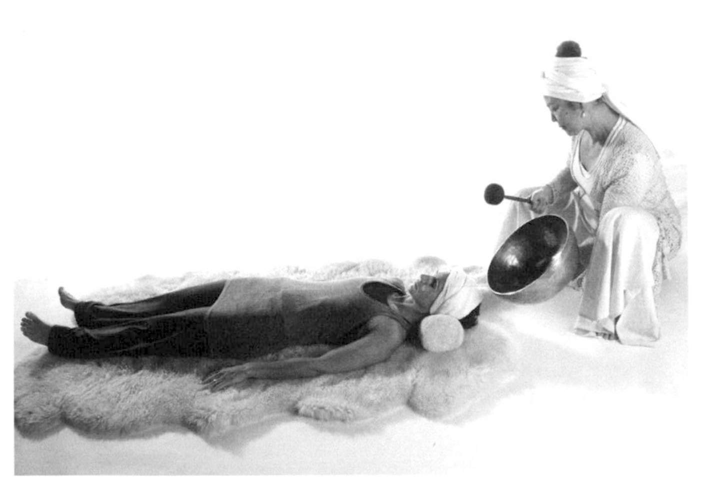

■ 失眠療法。

1. 單手持缽，在離個案數尺遠的地方使用拳頭側邊或槌子敲擊頌缽，發出深沉振動。如果缽很重，沒辦法拿著完成整個療程，你可以改變一下治療環境。如果對方是你的家庭成員，可以請他在床上往下挪一點，這樣你就可以把缽放在頌缽專用墊上，再放到頭部上方的床上。頌缽專用墊可防止缽的振動被削弱。如果個案是躺在按摩床上，可以請他把頭放在頭洞下方，這樣你就可以把缽放在頌缽專用墊上，再放到頭洞上。如果你使用的是小尺寸的缽，可以放在掌心或伸平的手指上，用槌子輕輕敲擊。
2. 接著，把缽拿到頂輪上方三到四吋處。停頓，等待振動完全消散。
3. 再安靜地等待三十秒，促進陷入深沉冥想狀態時會出現的 θ 腦波。這段完全沉靜的時間是整個療程有效與否的關鍵之一。
4. 重複先前的步驟之前，再次將缽拿到離個案頭部兩尺遠的地方，敲擊一下，把缽移回頂輪上方三到四吋處。停頓，等待振動消散。
5. 重複步驟 1 到 4 至少五次。

治療肩膀、脖子或上背緊繃　　約 7–10 分鐘

個案可以坐在椅子上或舒服地坐在地板的墊子上。然而，最有效的做法，是讓個案坐在傳統的按摩椅上，把臉靠在按摩椅的軟墊上，這樣肩膀、脖子和頭顱的角度才是最理想的。把缽置於顱薦椎部位，也就是頭顱和頸部交接的地方。

想要達到最好的治癒效果，應該使用十到十二吋的缽及直徑兩到三吋的摩擦皮槌。這個組合可以發出更加深沉的振動，貫穿全身細胞。

把缽放在個案的肩上，一隻手的手指放在缽內固定，往下壓著缽底，讓缽可以一邊振動一邊轉動，深沉按摩、貫穿體內組織。

持續摩擦頌缽，同時讓缽沿著脖子、上背移動，一直移到另一邊的肩膀。

使用兩只缽治療

兩只缽的音符不限，只要不要一樣即可。

整體放鬆與治癒療法　　約 25–30 分鐘

這個療法建議使用的頌缽大小為：一只四到八吋的小缽和一只九到十二吋的大缽。小缽搭配直徑零點七五到一點五吋的皮槌，大缽搭配直徑一點五到三吋的摩擦皮槌或敲擊布槌。摩擦頌缽可產生較深沉的振動，但敲擊法也很好。

進行此療法的第一部分時，個案應仰躺在地板或按摩床上，雙手擺在兩側，雙腿收攏。

等你技巧更成熟時，可以試著將溫水倒入大缽中。然而，水量最好不要超過缽的四分之一滿，以免水濺到個案。

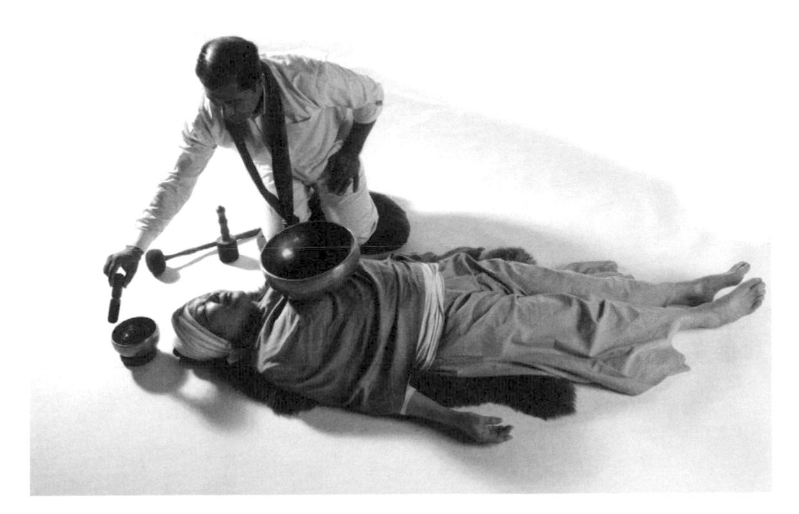

■ 整體放鬆與治癒療法：治療前半身時敲擊小缽。

治療前半身

1. 將大缽放在離頭頂三到四吋處。
2. 輕敲頌缽三次，每次間隔五秒。敲擊第三次後，等待二十秒左右，直到聲音幾乎完全消散。敲擊頌缽時要盡可能輕柔，以免擾亂個案的療癒狀態。

3. 把手放在個案的額頭（眉心輪）上，接著緩緩移開，換成小缽。輕輕敲擊頌缽三次，每次間隔五秒，接著等待二十秒左右，直到聲音幾乎完全消散。
4. 當你在靜謐的環境中達到深沉的虛空狀態（空性）時，再依照步驟 2 的方式敲擊大缽三次。
5. 接著，治療喉輪。把小缽放在胸腔偏上的位置，但不要碰觸到下巴。或者，直接把缽放在下巴上也可以。輕輕敲擊頌缽三次，每次間隔五秒，接著等待二十秒左右，直到聲音幾乎完全消散。重複這個步驟兩次。進入靜謐的空性狀態時，再依照步驟 2 的方式敲擊大缽三次。
6. 大缽的振動消散後，把大缽換成小缽。即，將小缽放在離頭頂三到四吋處。大缽先暫時放在旁邊。
7. 輕敲小缽三次，每次間隔五秒。最後一次敲擊所產生的振動消散後，將大缽放在心輪。
8. 輕敲大缽三次，每次間隔五秒。如果你的技巧成熟，可以緊接著使用皮槌摩擦大缽一至兩分鐘，創造更深沉的治癒振動。接下來每一個步驟將大缽放在身體各個部位時，你都可以這樣做。如果沒有使用摩擦法，則在敲擊第三次後，等待二十秒左右，直到聲音幾乎完全消散。

9. 重複步驟 7，但是這次要在最後一次敲擊所產生的振動消散後，將大缽移到太陽輪的位置。
10. 輕敲大缽三次，每次間隔五秒。如果你要接著使用摩擦法，請注意腹部脂肪柔軟，比較難達到理想的振動成效。有時候，你可以稍微加快摩擦的速度，解決這個問題。如果沒有使用摩擦法，則在敲擊第三次後，等待二十秒左右，直到聲音幾乎完全消散。
11. 重複步驟 7，但是這次要將大缽移到臍輪的位置。
12. 輕敲大缽三次，每次間隔五秒。敲擊第三次後，等待二十秒左右，直到聲音幾乎完全消散。
13. 重複步驟 7，但是這次要將大缽移到上海底輪的位置。最適當的放置點為恥骨頂端。
14. 重複步驟 7，完成這個部分的療程。

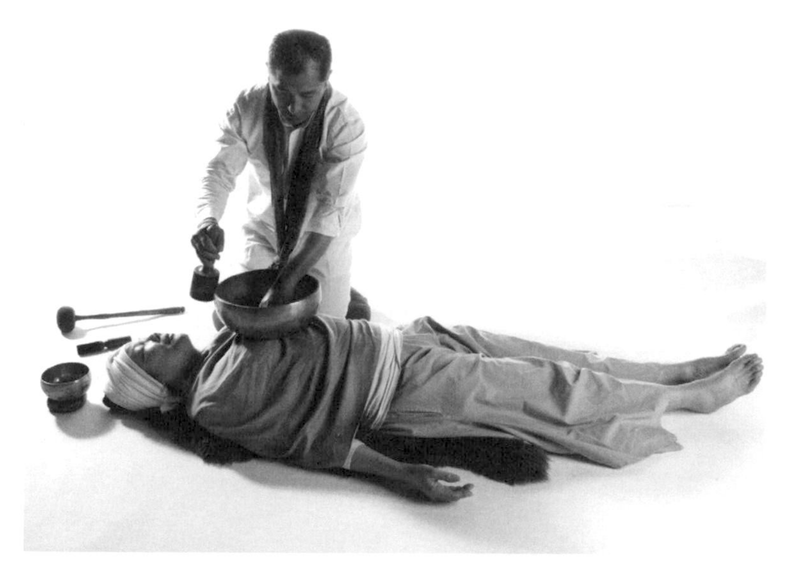

■ 整體放鬆與治癒療法：治療前半身時摩擦大缽（進階手法）。

治療大腿和小腿

1. 治療腿部時，由於頭頂和腿部之間的距離較遠，交替敲擊小缽和大缽會比較困難，所以可以選擇不要敲擊小缽。但是，如果有另一個人協助你，可以請他繼續重複第一部分步驟 7 的指示，交替敲擊頭頂的小缽。
2. 把手放在個案的大腿上，接著緩緩移開，換成大缽。摩擦大缽一分鐘，或者敲擊三次，每次等待五秒，接著等待二十秒左右，直到聲音幾乎完全消散。另一條腿也重複同樣的動作。
3. 將大缽放在小腿上（脛骨旁），摩擦或敲擊三次，每次等待五秒，接著等待二十秒左右，直到聲音幾乎完全消散。另一條腿也重複同樣的動作。如果個案體型較大，改變順序，先完成同一條腿的大、小腿，再完成另一條腿，可能比較容易。
4. 比較進階的做法是，在這個部分完成後，可以一邊敲擊或摩擦大缽，一邊轉動之，讓頌缽滑過前半身的每一個脈輪，一直到大腿和小腿的位置。從心輪開始，敲擊一次，等待五秒的同時將缽滑動到下一個脈輪，以此類推。

治療後半身

1. 請個案轉過身，改採俯躺姿勢。
2. 將小缽放在地板或按摩床上，離頂輪三到四吋。敲擊頌缽三次，每次間隔五秒。敲擊第三次後，等待二十秒左右，直到聲音幾乎完全消散。敲擊頌缽時要盡可能輕柔，以免擾亂個案的療癒狀態。
3. 這個步驟會從後腦勺使用大缽治療眉心輪。單手持缽，你可以將另一隻手握拳，用小指頭那一側敲擊頌缽，或使用毛氈槌敲擊之。將振動中的頌缽從頭顱左側移到右側，沿著枕骨（位於後腦勺、頭顱和脊椎的交界處）劃出弧形，始終與身體保持三到四吋的距離。重複此步驟三次。每次敲擊頌缽後，等待二十秒左右，直到聲音幾乎完全消散。

4. 當你在靜謐的環境中達到深沉的虛空狀態（空性）時，重複步驟 2。
5. 將大缽放在喉輪後方，即脖子和上肩處。敲擊頌缽三次，每次間隔五秒，接著等待二十秒左右，直到聲音幾乎完全消散。重複步驟 2。
6. 將大缽放在心輪，敲擊三次，每次間隔五秒，接著等待二十秒左右，直到聲音幾乎完全消散。重複步驟 2。
7. 依照前面的步驟，一一完成剩餘脈輪，每完成一個脈輪，都要重複步驟 2。你會依序完成太陽輪、臍輪和海底輪。治療下半身時，由於頭頂和腿部之間的距離較遠，交替敲擊小缽和大缽會比較困難，所以可以選擇不要這麼做。但是，如果有另一個人協助你，可以請他繼續重複步驟 2 的指示，交替敲擊頭頂的小缽。
8. 將大缽放在臀部，敲擊三次，每次間隔五秒，接著等待二十秒左右，直到聲音幾乎完全消散。重複步驟 2。另一邊臀部也重複同樣的動作。

9. 將大缽放在大腿，敲擊三次，每次間隔五秒，接著等待二十秒左右，直到聲音幾乎完全消散。重複步驟 2。另一條腿也重複同樣的動作。
10. 將大缽放在膝蓋，敲擊三次，每次間隔五秒，接著等待二十秒左右，直到聲音幾乎完全消散。重複步驟 2。另一邊膝蓋也重複同樣的動作。
11. 將大缽放在小腿，敲擊三次，每次間隔五秒，接著等待二十秒左右，直到聲音幾乎完全消散。重複步驟 2。另一條腿也重複同樣的動作。如果個案體型較大，改變順序，先完成同一邊的臀部、大腿、膝蓋、小腿，再完成另一邊，可能比較容易。
12. 如果你的技巧成熟，敲擊每一個脈輪後，可以摩擦大缽一分鐘左右，依序完成這個療法的步驟。摩擦頌缽所產生的振動具有很大的功效。

治療腳底和掌心

1. 彎曲個案的腿，把腳放在你的大腿或墊子上。接著，將大缽放在腳底，敲擊三次，每次間隔五秒，接著等待二十秒左右，直到聲音幾乎完全消散。在這個步驟，治癒能量會沿著個案的腿往上傳遞。另一隻腳也重複同樣的動作。技巧成熟的治療師可以在敲擊後，摩擦頌缽三十秒到一分鐘的時間，等待二十秒左右，讓振動消散，接著再完成這個步驟剩下的動作和下一個步驟。

2. 將大缽放在個案的掌心，敲擊三次，每次間隔五秒，接著等待二十秒左右，直到聲音幾乎完全消散。要讓頌缽保持平衡，可在底下墊一塊摺好的抹布。在這個步驟，治癒能量會沿著個案的手臂往上傳遞。另一隻手也重複同樣的動作。振動完全消散後，等待一到兩分鐘做為收尾。

深沉雙缽摩擦法——進階療法　約 15–20 分鐘

這個療法非常進階，你應該要從事頌缽治療一段時間，再嘗試此療法。你得同時摩擦兩只頌缽，因此需要良好的協調能力。通常，以同一個方向——順時針或逆時針——摩擦兩只缽，是最容易的方式。這個療法會將加熱過的藥草熱敷包直接放在個案身上，因此務必小心別讓藥草熱敷包加熱過度，以免燙傷個案。接著，頌缽會放在藥草熱敷包上，結合振動與溫熱，一同深入體內。

這個療法在按摩床上進行最容易，但也可以在地上進行。你可以使用此療法治療前半身或後半身，無論你選擇治療哪一面，以下的步驟都是一樣的。

請準備：

- 兩只九到十二吋、音符不一樣的頌缽。每一只缽下方都要放止滑墊，以免藥草熱敷包滑落。
- 兩根直徑 1.5 到兩吋的摩擦皮槌，每一根的總長度必須長達十到十一吋，皮槌的部分要長達五到六吋。
- 兩片直徑四到七吋、厚度四分之一吋的加熱藥草熱敷包。藥草熱敷包會直接放在身上，上面放置頌缽。薰衣草或其他具有放鬆效果的香草組合都很適合。

1. 把兩片藥草熱敷包放進微波爐加熱到理想溫度，確保藥草熱敷包放在你自己的皮膚上感覺是舒服的。

2. 將其中一只缽放在止滑墊上，離個案頭頂三到四吋。如果你是使用按摩床，請把頌缽放在專用墊上，再放到頭洞上，防止缽的振動被頭洞的軟墊削弱。
3. 將另一只缽和其中一片藥草熱敷包放在個案的心輪上。請注意，整個擺放方式是由數件物品層層堆疊所組成，從最貼近身體的那一層開始，依序是：
   - 加熱過的藥草熱敷包
   - 止滑墊（直徑和頌缽一樣）
   - 九到十二吋的缽
4. 一手拿一根皮槌，先摩擦頂輪上方的缽一到兩分鐘。
5. 接著，摩擦心輪上的缽一到兩分鐘，同時持續摩擦頂輪的缽。因此，頂輪缽總共應該會振動兩到四分鐘，而心輪缽則會振動一到兩分鐘。等待振動漸漸消散。
6. 將頂輪缽連同止滑墊一起移到臍輪上（下腹部）。物品的擺放方式就跟步驟 3 指示的一樣。然而，柔軟的腹部組織可能讓缽比較難產生振動。若是如此，你可以把缽放在恥骨上方，比較容易振動。

7. 摩擦心輪缽一到兩分鐘。接著，摩擦臍輪上的缽一到兩分鐘，同時持續摩擦心輪的缽。因此，心輪缽總共應該會振動兩到四分鐘，而臍輪缽則會振動一到兩分鐘。等待振動漸漸消散。
8. 最後，將心輪缽連同止滑墊和藥草熱敷包一起移到雙腿之間、膝蓋上方（如果個案是仰躺的話）。如果個案採俯躺姿勢，則將缽放在膝蓋背面。
9. 摩擦臍輪缽一到兩分鐘。接著，摩擦膝蓋／大腿的缽一到兩分鐘，同時持續摩擦臍輪的缽。因此，臍輪缽總共應該會振動兩到四分鐘，而膝蓋／大腿的缽則會振動一到兩分鐘。等待振動漸漸消散，將兩只缽從個案身上輕輕移開。

嬰兒姿勢 約 10–15 分鐘

這個療法有助刺激氣場。讓個案的頭、胸、腹、臀呈一直線放置在兩塊互相堆疊的墊子上。她的頭部應轉向一邊，使臉頰舒服地靠著墊子；手肘放在地上，雙手稍微抱住墊子的前端；眼睛閉上。採取這個姿勢時，她的背部會滿平坦的，因此可以放置頌缽。這個療法可以使用一只或兩只缽。站或跪在個案身側。

請準備：

- 兩個墊子，長 31 吋、寬 14 吋、高九吋
- 按摩床（非必需）
- 一或兩只八到十二吋的缽，任何音符皆可
- 一根大的敲擊布槌
- 一根直徑 1.5 到三吋的摩擦皮槌

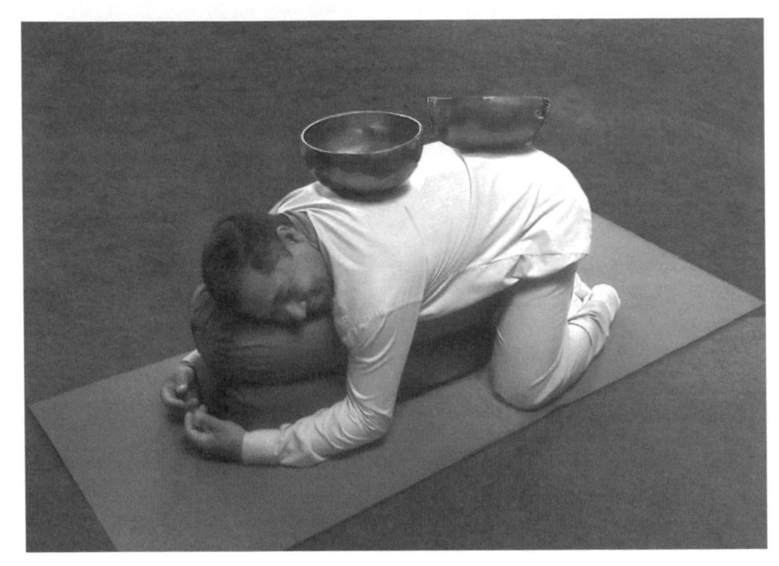

■ 嬰兒姿勢。

1. 輕輕地將一隻手放在個案背部腰間處。
2. 站著或跪著，打穩根基，感覺體重平均分布全身。放鬆下巴、臉頰與肩膀。深呼吸三次，讓自己回到中心點，將注意力轉到碰觸個案的手。與個案的體內律動建立連結。這個步驟大約會花費兩到三分鐘。

3. 把缽放在手原本的位置，連續快速敲擊三次。等待振動幾乎完全消散，接著摩擦頌缽一分鐘。讓振動和聲音漸漸消散。
4. 如果只有使用一只缽，請將缽慢慢移到肩膀的位置。先輕輕把手放在雙肩之間，接著換成頌缽。連續快速敲擊三次。等待振動幾乎完全消散，接著摩擦頌缽一分鐘。讓振動和聲音漸漸消散。
5. 如果你是使用兩只缽，第一只缽就繼續放在腰間處。把手放在雙肩之間，接著換成第二只缽。連續快速敲擊肩膀上的第二只缽三次。等待振動幾乎完全消散，接著摩擦頌缽一分鐘。讓振動和聲音漸漸消散。請注意，在這個步驟中，不要敲擊腰間的缽。
6. 如果只有使用一只缽，請重複步驟 1、3、4，總共三次。
7. 如果你是使用兩只缽，請重複步驟 3 和 5，總共三次。注意，完成第一次後，兩只缽此時已經放在腰間和雙肩的位置，因此只要進行步驟 3 和 5 的敲擊與摩擦動作即可。

8. 把缽移走，請個案仰躺，維持瑜伽的大休息式至少兩分鐘，讓身體整合剛剛接收到的聲音與振動。同時，將你的手放在個案頭部兩側，手指框住耳朵。讓自己回到中心點，深呼吸三次，將注意力轉到碰觸個案的手。放鬆下巴、臉頰與肩膀。如果你是站著，請採取扎根姿勢，將雙腳穩穩踩在地面。如果你是坐著，請將體重平均分布在坐骨上。碰觸個案時，留意你是否有感覺到任何變化。感受個案組織狀態的變化，看看是否變得較為柔軟、有韌性。個案的呼吸也應該變得緩慢深沉。這些都表示身體對振動的力量出現了反應。

使用兩只以上的缽治療

放鬆療法

約 15 分鐘

放鬆療法可平衡血液循環，達到放鬆效果。

個案的姿勢及頌缽的擺放方式

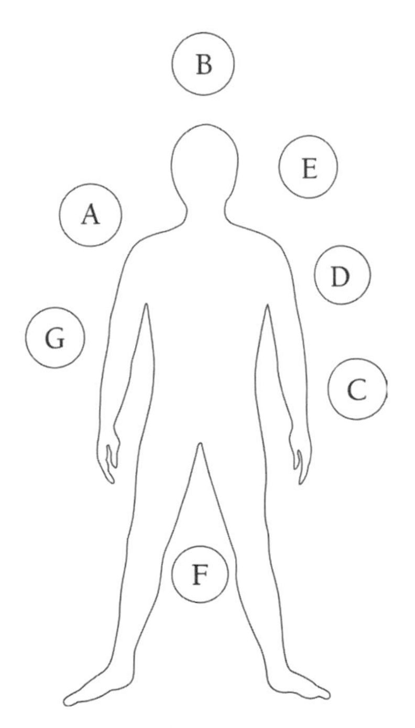

■ 放鬆療法中頌缽的擺放方式。

請個案仰躺在地上，雙腿打開。他的手可以放在身體兩側或肚子上。準備一些枕頭放在旁邊，個案需要時可墊在膝蓋下。坐在個案的臀部旁，右側或左側皆可。依照下圖所示擺放頌缽。

進行這個療法時，頌缽不可碰到身體。因此，在開始前，請檢查頌缽的擺放位置，確認它們全都距離身體兩到四吋，並沒有碰到個案的身體或其他東西，以免削弱缽的振動。每一只缽都要跟相應的脈輪對齊。對應眉心輪的缽應該距離個案的頭部六吋以上。

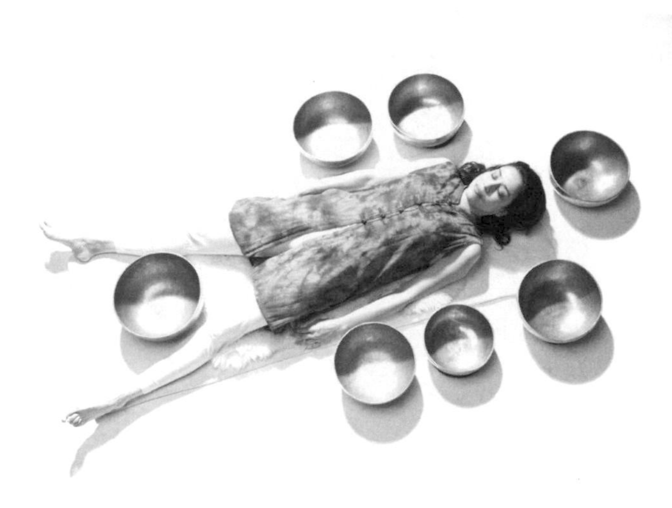

■ 放鬆療法中個案採取的姿勢。

敲擊頌缽

敲擊同一序列的多只頌缽時，每次敲擊都要停頓五秒。如果時間安排有點緊湊，可以縮短停頓的秒數，但是別忘了，頌缽振動的時間長短對療法的治癒成效有很大的影響。敲擊同一序列的最後一只缽之後，停頓二十秒，再開始進行下一組序列。

第一部分：放鬆

頌缽數量	西藏音符	序列重複次數	序列停頓時間
4	BFDG	3	二十秒
5	BFDGC	1	二十秒
4	BFDG	3	二十秒
6	BFDGCA	1	二十秒

4	BFDG	3	二十秒
3	CAE	1	二十秒以上，直到聲音完全消散

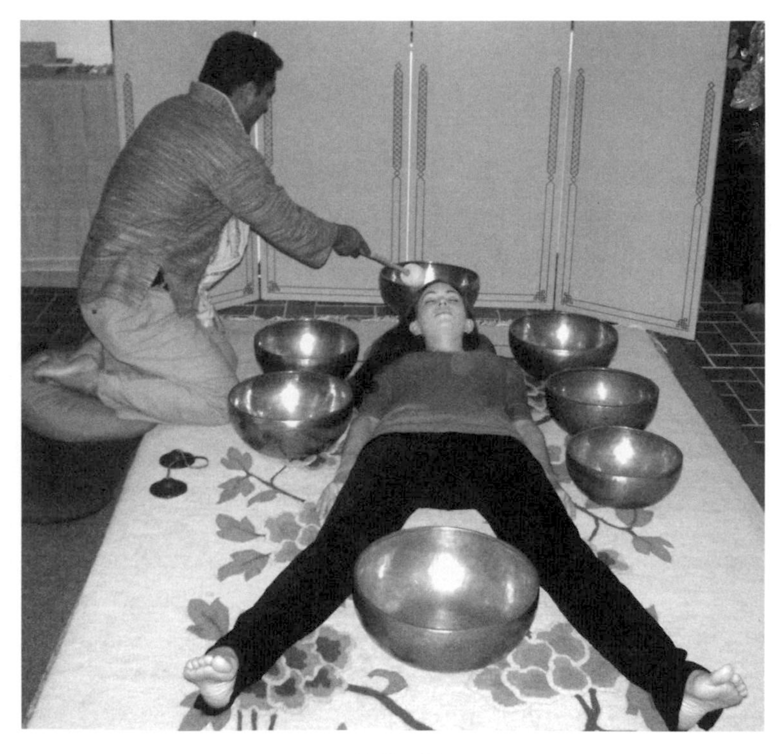

■ 敲擊B缽。

第二部分：逐一敲擊

頌缽數量	西藏音符	序列重複次數	序列停頓時間
7	BEADGCF	1	二十秒以上，直到聲音完全消散

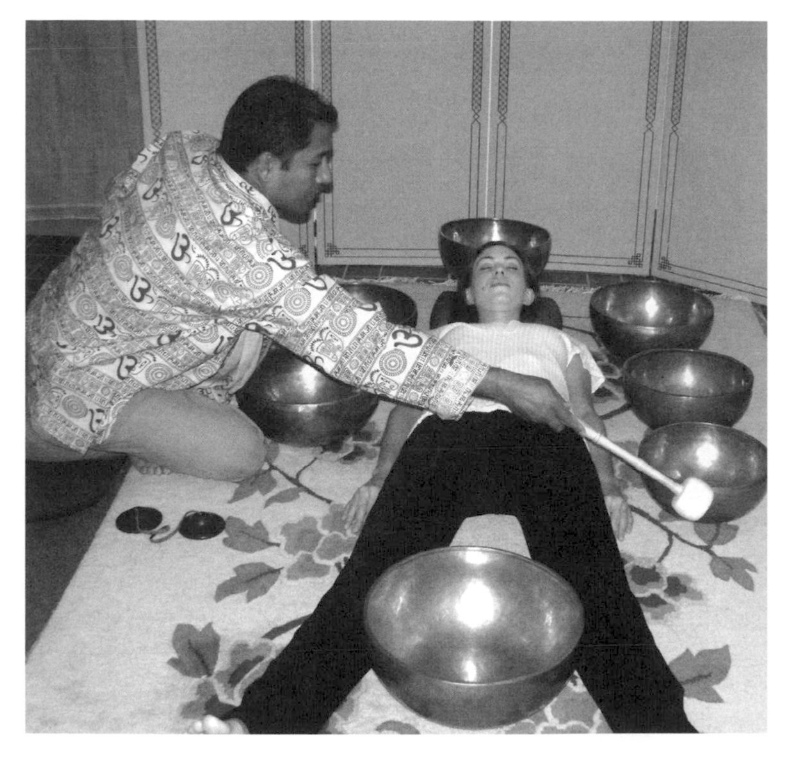

■ 敲擊C缽。

第三部分：反向敲擊

頌缽數量	西藏音符	序列重複次數	序列停頓時間
7	FCGDAEB	1	二十秒
2	FB	1	二十秒
2	DG	1	二十秒
3	CAE	1	二十秒以上，直到聲音完全消散

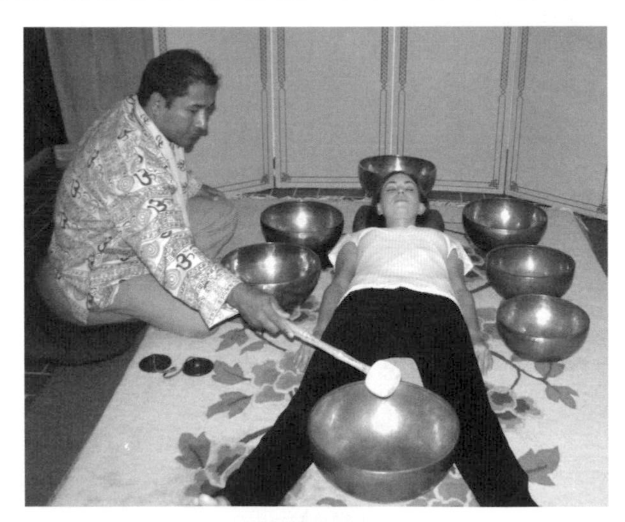

■ 敲擊F缽。

引導思緒平靜的其他技巧

在擺放放鬆療法所使用的頌缽時，你也可以如下圖所示，在個案頭部附近多放七個冥想小缽，可以讓思緒更寧靜。

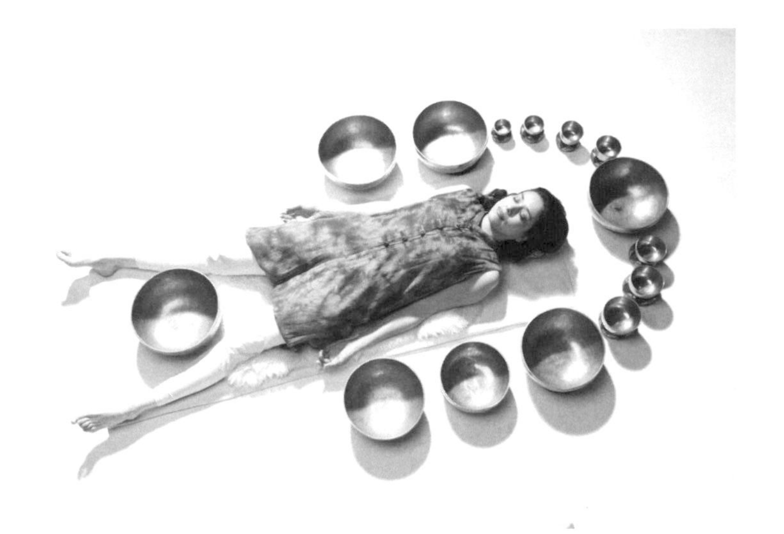

■ 引導思緒平靜的頌缽擺放方式。

完成放鬆療法的第二部分後，由大到小連續快速輕敲最小的三只缽。如果敲得太大力，是無法引導思緒平靜的！等到聲音漸漸消散時，再連續輕敲第二大、第三大和第四大的小缽。聲音消散後，敲擊最大、第二小與第四大的缽，中間各等待五秒。接著，繼續進行放鬆療法的第三部分，完成後再重複一遍小缽的敲擊序列。

治癒禱念

約 7 分鐘

在這個療法中，你將誦念咒語，搭配頌缽一起把能量引導到個案的身心出現問題的地方。這個療法可以移除阻礙，達到治癒效果。

個案的姿勢及頌缽的擺放方式

請個案仰躺在地上，雙腿打開。她的手可以放在身體兩側。準備一些枕頭放在旁邊，個案需要時可墊在膝蓋下。坐在個案的臀部旁，右側或左側皆可。依照右圖所示擺放頌缽。

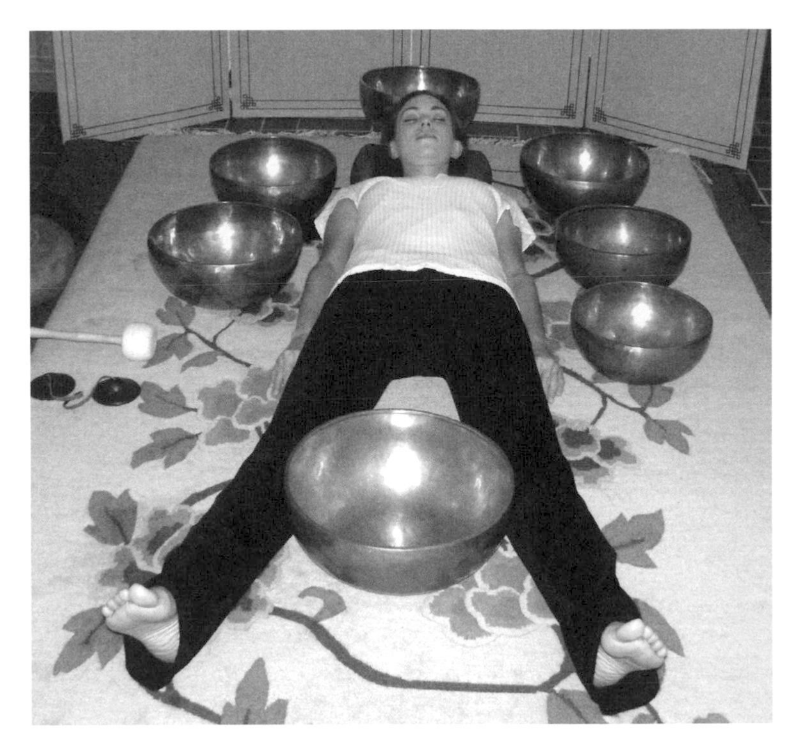

■ 治癒禱念療法中頌缽的擺放方式。

第一部分：準備工作

將 C 缽放在臍輪上，開始依序敲擊頌缽。把 C 缽放在臍輪不是絕對必要的。運用你的直覺，判斷這麼做是否適合你的個案。如果你覺得不適合，就將 C 缽放在平常的位置。在以下這兩組序列中，缽與缽之間要停頓五秒。

頌缽數量	西藏音符	序列重複次數	序列停頓時間
7	BFDGCAE	1	二十秒
7	FBDGCAE	1	二十秒以上，直到聲音完全消散

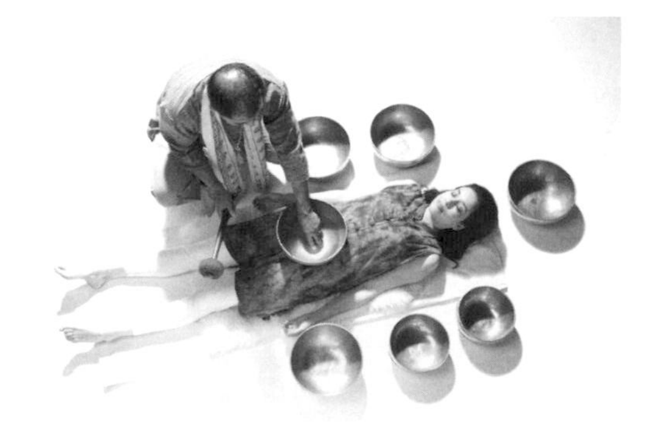

■ 敲擊臍輪上的 C 缽。

第二部分：治癒禱念

頌缽數量	西藏音符	序列重複次數	序列停頓時間
7	FCGDAEB	1	馬上敲擊或摩擦小缽

馬上在眉心輪上方兩到三吋處使用毛氈或皮革的槌子敲擊一個四到六吋的小缽，或者使用木槌或皮槌摩擦之。一邊以順時針的方向緩緩將缽往上移，一邊發自內心誦念治癒咒語。選擇一個適用於個案特殊狀況的咒語。你也可以選擇你自己的宗教信仰會使用的禱文，或者結合兩種文化，把吠陀咒語融合在這個西藏療法之中！

吠陀咒語如下：

- 海底輪的咒語是 LAM（跟英文的 mom 押同一韻腳）
- 臍輪的咒語是 VAM（跟英文的 mom 押同一韻腳）
- 太陽輪的咒語是 RAM（跟英文的 mom 押同一韻腳）
- 心輪的咒語是 YAM（跟英文的 mom 押同一韻腳）
- 喉輪的咒語是 Ham（跟英文的 mom 押同一韻腳）

- 眉心輪的咒語是 Om（跟英文的 home 押同一韻腳）
- 頂輪的咒語是靜默無聲的

無形的力量會在此時從你體內升起，因此你會感覺到有東西竄流全身。這時候，你要請求上師、引導者、祖先、神明的協助，讓這股治癒能量自頂輪注入，再從眉心輪灌出去，治療你的個案。把你所有的力量放在這無形能量的傳遞上，將它傳給個案，治癒他的生理、情感或靈性層次。

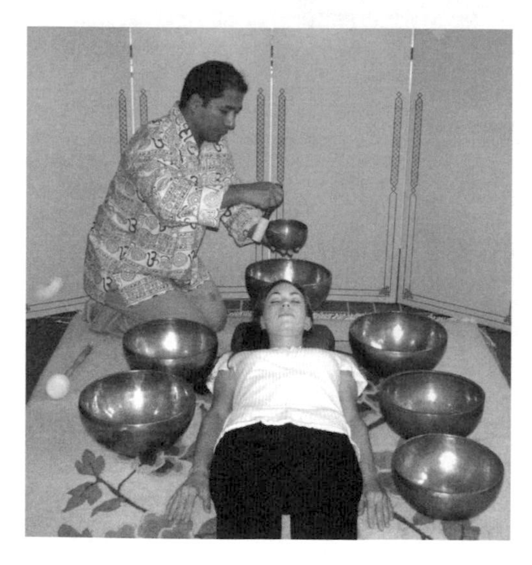

■ 敲擊眉心輪上方的小缽。

治癒七大脈輪的咒語

誦念咒語治療某一脈輪時，要在頭部和胸部振動咒語，使其深入體內。

Muladahara

- 第一脈輪：海底輪
- 議題：物質世界、安全感、經濟、家庭生活、扎根
- 生理部位：下背、腳、下部生殖器官、腎上腺
- 失衡時，會感到憤怒
- 可以振動咒語 LAM 來恢復此脈輪的平衡

Svadisthana

- 第二脈輪：臍輪
- 議題：感受、情緒、性能量、創造力
- 生理部位：子宮、卵巢、大小腸、脾臟

- 失衡時，常會導致成癮行為、憂鬱、焦慮或無感
- 可以振動咒語 VAM 來恢復此脈輪的平衡

Manipura

- 第三脈輪：太陽輪
- 議題：意志、控制欲、自尊、自我價值
- 生理部位：胃、胰臟、肝臟、膽囊、脾臟、腎臟
- 失衡時，可能會有控制欲方面的問題、自尊心低落、喜歡批判他人
- 可以振動咒語 RAM 來恢復此脈輪的平衡

Anahata

- 第四脈輪：心輪
- 議題：表達愛、同情、仁慈、寬恕等美德
- 生理部位：心臟、肺臟、胸腺
- 失衡時，能量會轉移到下方脈輪。為了管理較高的

脈輪所產生的較高能量，就必須打開你的心。心是與神聖力量溝通的中心。

- 可以振動咒語 YAM 來恢復此脈輪的平衡

Vishudda

- 第五脈輪：喉輪
- 議題：藉由口語表達釋放能量、與他人連結；透過禱念與神聖力量交流
- 生理部位：喉嚨、甲狀腺、副甲狀腺、耳朵、鼻竇
- 失衡時，其他脈輪便無法釋放能量
- 可以振動咒語 HAM 來恢復此脈輪的平衡

Ajna

- 第六脈輪：眉心輪
- 議題：千里眼、靈性中心、腦中影像、靈異感知、冥想

- 生理部位：腦下垂體、眼睛、自律神經系統
- 失衡時，能量會轉移到自我，無法治癒全體人類或地球
- 可以振動咒語 OM 與神聖力量和諧共處

Sahaspara

- 第七脈輪：頂輪
- 議題：萬物合一、和諧、平靜、關愛、不反應、不依附
- 生理部位：頭頂、松果體
- 失衡時，無法從此脈輪接收到神聖力量的指引，能量無法往下傳遞到其他脈輪
- 此脈輪的咒語是靜默的，沒有聲音

脈輪平衡

約 10–12 分鐘

這個療法可以開啟眉心輪的能量，增進內視能力。第三眼打開後，負面能量會漸漸消失，幫助你扎根穩固，遠離外在與內在的負面影響，進而使各脈輪獲得平衡。這個療法有助減緩高血壓、憂鬱、壓力及失眠等症狀。

個案的姿勢及頌缽的擺放方式

請個案仰躺在地上，雙腿打開。她的手可以放在身體兩側或肚子上。準備一些枕頭放在旁邊，個案需要時可墊在膝蓋下。坐在個案的臀部旁，右側或左側皆可。

在這個療法中，頌缽同樣不可碰觸身體。把 C、E、A 缽移開，放到一旁。倘若個案需要更強力的脈輪治療，你可以將 B 缽和 F 缽的位置調換，重複第一到第三部分十分鐘。依照下圖所示擺放頌缽。

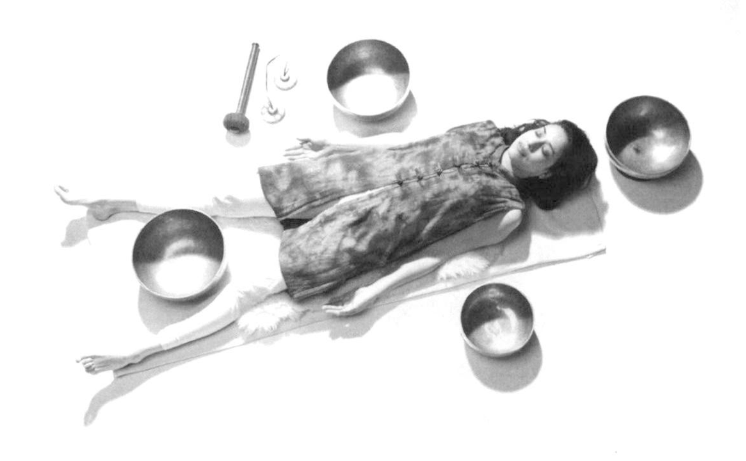

■ 脈輪平衡療法中頌缽的擺放方式。

第一部分：心到心傳遞治癒能量

第一部分的目的是要在個案與治療師之間創造治癒能量。

頌缽數量	西藏音符	序列重複次數	序列停頓時間
2	BF 或 FB	1	五秒

2	DG	快速的三次	一至兩秒

在頌缽振動的同時，依照以下指示敲擊碰鈴。在距離你的心輪約一尺的地方敲擊碰鈴。在碰鈴發出聲響的同時，將碰鈴的凹面轉向你的心輪，移到距離你的心輪約四吋的地方。碰鈴的聲音持續，緊接著將它移到距離個案心輪二到四吋左右的地方。然後，按照以下方式移動碰鈴：

- 移到個案的喉輪
- 移到個案的眉心輪
- 移到個案的臍輪
- 回到個案的喉輪
- 移到個案的眉心輪
- 最後，移到你的心輪

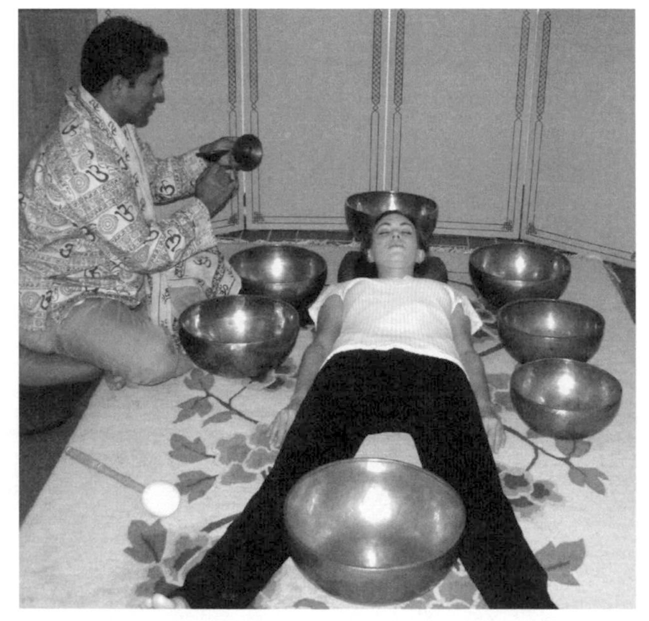

■ 將碰鈴從治療師的心輪移到個案的心輪。

第二部分：開啟眉心輪

第二部分的目的是要喚醒你的直覺。

頌缽數量	西藏音符	序列重複次數	序列停頓時間
2	BF 或 FB	1	十秒
2	DG	快速的三次	一至兩秒

在頌缽振動的同時，敲擊碰鈴。從距離個案眉心輪上方 1.5 尺處快速移動到距離眉心輪一吋處。在頌缽持續發出聲響的同時，將碰鈴移到喉輪，接著移到臍輪。移回喉輪，再移回眉心輪。最後，慢慢將碰鈴拿到離眉心輪 1.5 尺處，等待碰鈴聲音消散。

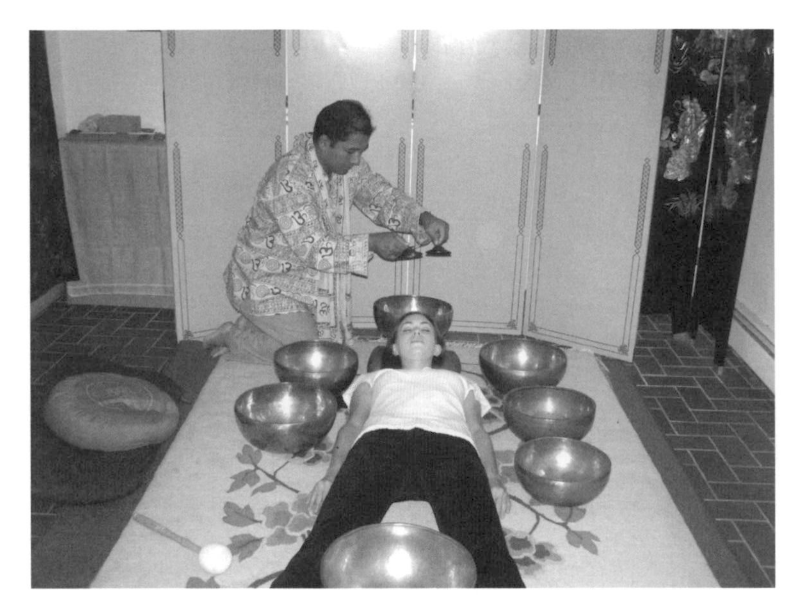

■ 在眉心輪上方敲擊碰鈴。

第三部分：平衡脈輪

第三部分的目的是要在脈輪中心之間創造平衡與和諧。

頌缽數量	西藏音符	序列重複次數	序列停頓時間
2	BF 或 FB	1	十秒
2	DG	快速的三次	一至兩秒

在頌缽振動的同時，敲擊碰鈴。從距離個案臍輪上方 1.5 尺處快速移動到距離臍輪一吋處。在頌缽持續發出聲響的同時，將碰鈴移到喉輪，接著移到眉心輪。移回喉輪，再移回臍輪。最後，慢慢將碰鈴拿到距離 1.5 尺處。

溫水療法

約 15 分鐘

在缽中注入溫水，有助於將頌缽的振動正面能量傳遞到個案體內。別忘了，水溫應該要非常溫暖但不過燙。把缽放在個案身上之前，應該先放在你自己身上測試溫度。必要時，可多加一點冷水。把裝有溫水的頌缽放在眉心輪、掌心或裸露的腳掌上時要格外小心。你可以使用電熱水壺加熱開水，並在旁邊準備一些冷水。

個案的姿勢及頌缽的擺放方式

請個案仰躺在地上，雙腿打開。他的手可以放在身體兩側。準備一些枕頭放在旁邊，個案需要時可墊在膝蓋下。坐在個案的臀部旁，右側或左側皆可。依照下圖所示擺放頌缽。

請檢查頌缽的擺放位置，確認它們全都距離身體兩到四吋，並未碰到個案的身體或其他東西，以免削弱缽的振動。每一只缽都要跟相應的脈輪對齊。對應眉心輪的缽應該距離個案的頭部六吋以上。

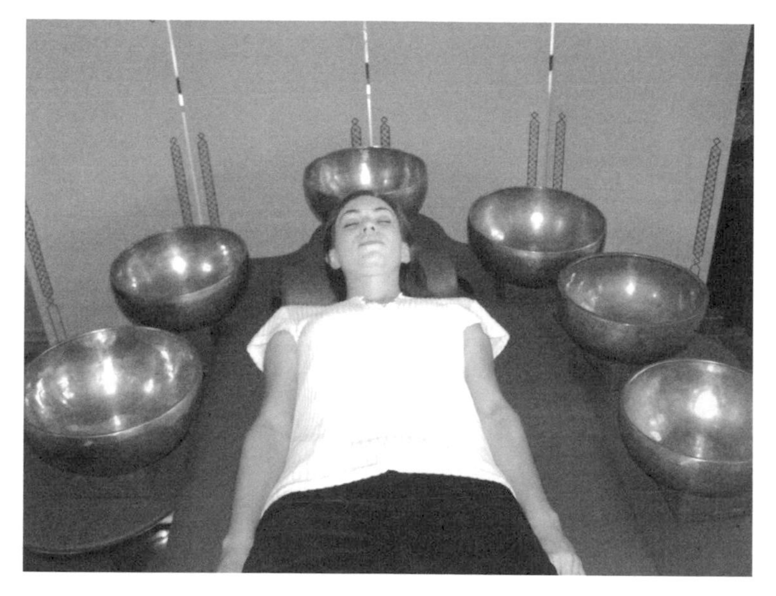

■ 溫水療法中頌缽的擺放方式。

將一只八到十吋的缽注入四分之一滿的溫水。依個案狀況挑選適當的音符。此缽在接下來的多音符序列中，會一直放在個案身上。要把裝了水的缽穩穩放在身上，你可以打開五指，將指尖固定在缽底。你可能會需要稍微傾斜頌缽，才能使缽保持平衡。

第一部分：前半身溫水療法

治療第一條腿

頌缽數量	西藏音符	序列重複次數	序列停頓時間
7	BEADGC	輕敲三次	二十秒以上

完成上面這個序列之後，將裝有溫水的缽放在個案的脛骨下半部（左腿或右腿皆可），然後迅速敲三下。等待振動消散十到二十秒。接著，將頌缽往上移到脛骨的中心位置，避免直接碰觸骨頭，然後敲一次。接下來，將頌缽移到膝蓋上，敲一次。最後，將頌缽移到大腿上半部，敲一次。

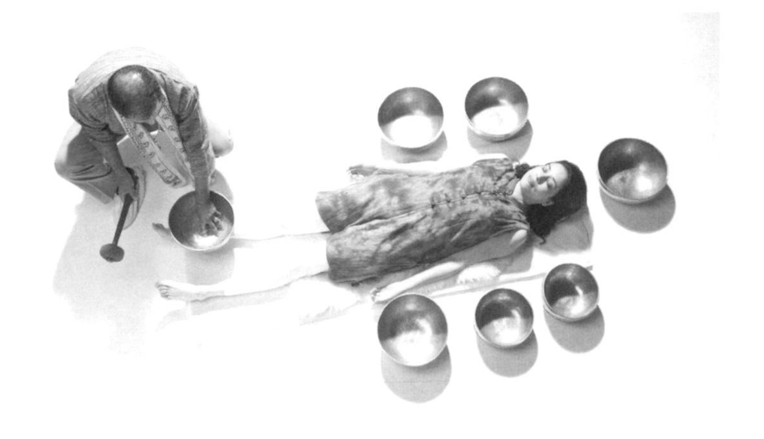

■ 把裝了水的缽放在個案的腿上。

治療第二條腿

頌缽數量	西藏音符	序列重複次數	序列停頓時間
7	BEADGC	輕敲三次	二十秒以上

重複上面這個序列，接著將裝有溫水的缽放在另一條腿的脛骨上，根據上述方式慢慢往上敲。如果想要，可以多放幾個不同的位置敲擊。你也可以使用摩擦的技法取代敲擊，創造更深沉的治療。

治療五脈輪

頌缽數量	西藏音符	序列重複次數	序列停頓時間
7	BEADGC	輕敲三次	二十秒以上

將裝有溫水的缽逐一放在臍輪、太陽輪、心輪、喉輪下半部和眉心輪，輕敲三次，等待聲音消散。

第二部分：後半身溫水療法

開始前，拿走 F 缽，請個案轉過身。她可能需要移開枕頭。

治療第一條腿

頌缽數量	西藏音符	序列重複次數	序列停頓時間
6	BEADGC	輕敲一次	二十秒以上

完成上面這個多音符序列之後，把另一只裝了水的缽放在第一隻腳上（參見下圖的擺放方式），迅速敲三下，接著讓振動漸漸消散（十到二十秒）。接著，沿著腿部慢慢往上移動，在每個位置敲三下。

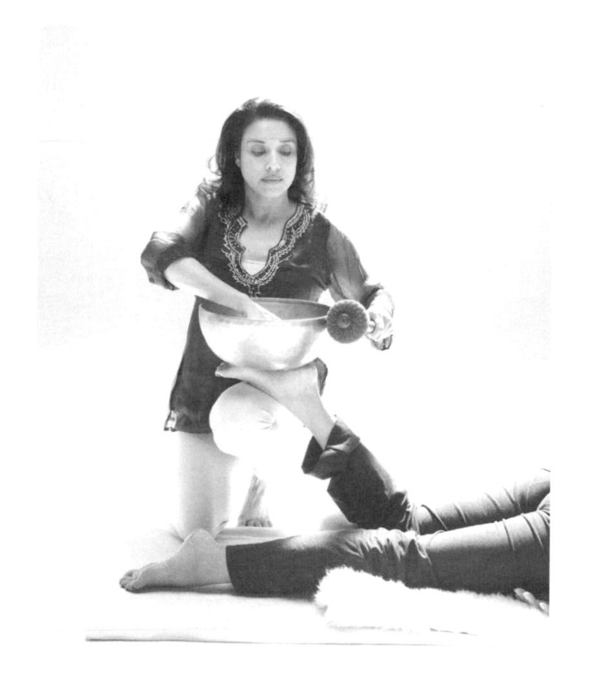

■ 溫水療法中頌缽擺在腳上的方式。

治療第二條腿

頌缽數量	西藏音符	序列重複次數	序列停頓時間
6	BEADGC	輕敲一次	二十秒以上

重複上面這個序列，接著將裝了水的缽放在另一隻腳上，根據上述方式慢慢往上敲。如果想要，可以多放幾個不同的位置敲擊。你也可以使用摩擦的技法取代敲擊，創造更深沉的治療。

治療脊椎和肩膀

頌缽數量	西藏音符	序列重複次數	序列停頓時間
6	BEADGC	輕敲一次	二十秒以上

根據上面這個多音符序列敲擊頌缽，在敲第一個音符、也就是 B 缽時，把裝有溫水的缽放在尾骨上。這會形成溫和的過渡階段。

接著，迅速敲擊裝了水的缽三次，等待十到二十秒，讓振動漸漸消散。每一次移到新的位置時，要沿著脊椎往上移動數吋，接著迅速敲三下，並讓振動消散十到二十秒。你也可以使用摩擦的技法取代敲擊，創造更深沉的治療。

來到脊椎最上方的位置後，你可以再次敲擊頌缽，接著一邊轉動頌缽，一邊移動，先移到肩膀，再移到下背，如此按摩整個背部。這個做法可以使振動深入肌肉組織，貫穿體內，放鬆緊繃的身體。若有需要，可以使用這個技法按摩背部各個部位。接著，將裝有溫水的缽移回尾骨的位置，繼續進行剩下的療程。每當聲音消散，就再敲擊一次。

如果想要，可以在這部分的療程中持續規律地重複上述的多音符序列 BEADGC。

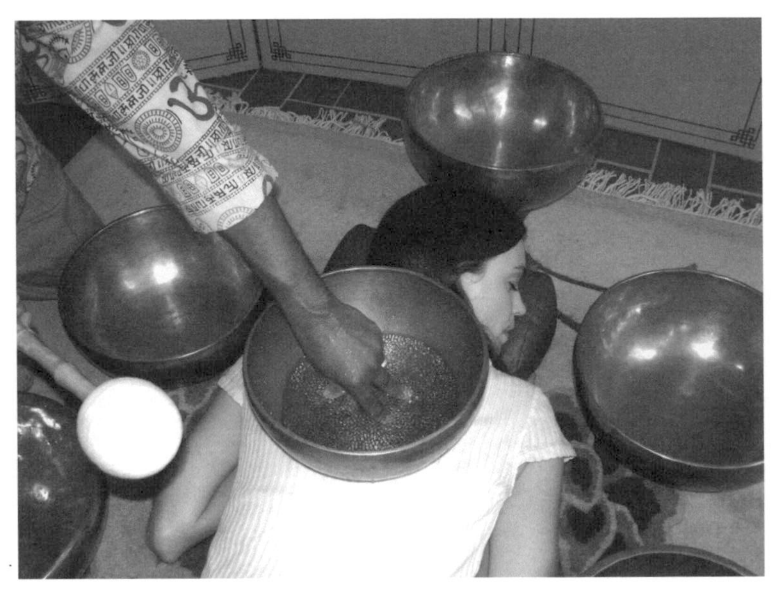

■ 把裝了水的缽放在背部。

療程尾聲

頌缽數量	西藏音符	序列重複次數	序列停頓時間
6	BEADGC	輕敲一次	二十秒以上

完成上面這個多音符序列之後，一邊等待振動消散，一邊誦念你慣用的咒語或禱文。接著，靜靜地收拾頌缽，等到個案準備起來了，便有空間可輕鬆起身。最後這部分在療程一開始的時候便應告知個案，這樣她就能隨時起身離開。

清理脈輪

約 30 分鐘

在這個療法中，你將清理七個內在能量脈輪當中的五個：海底輪、臍輪、太陽輪、心輪和喉輪。你會在個案的背上放置五個頌缽，讓頌缽之間的振動清理能量循環。

個案的姿勢

請個案俯躺在地上，臉朝下，膝蓋與雙腳併攏。她的手可以放在身體兩側、枕在頭下，或是其他令她覺得最舒適的地方。準備一些枕頭放在旁邊，個案需要時可墊在雙腳、胸部或腹部下方。坐在個案的臀部旁，右側或左側皆可。

頌缽的擺放方式

依照以下方式逐一將頌缽擺在指定位置時，請把療癒的善念專注在碰觸個案身體的那隻手。

F 缽放在膝蓋
B 缽放在頭頂上方的地上（不需要進行療癒碰觸）
C 缽放在臍輪處
G 缽放在太陽輪處
D 缽放在心輪處

將 A 缽和 E 缽放在療程每一部分結束時你可以輕易拿取的地方。

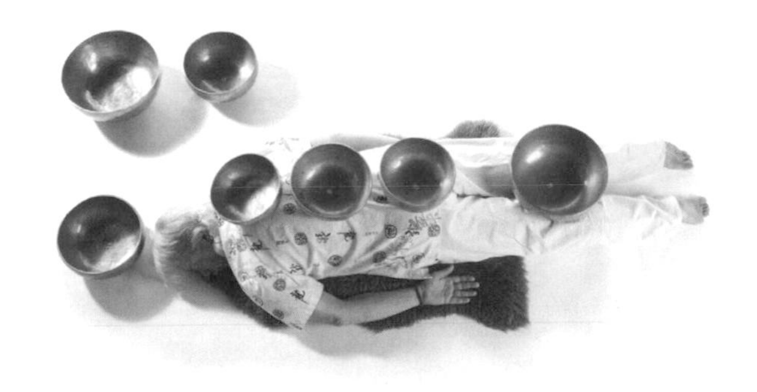

■ 清理脈輪療法中頌缽的擺放方式。

敲擊頌缽

在這個療法中，你會使用布槌和拳頭敲擊頌缽。

在進行下面這些序列時，要輕敲頌缽，每敲擊一次，要等待數秒。完成一組序列後，等待二十秒以上的時間讓振動消散，再進行下一組序列。盡可能地緩慢進行這個療法，讓聲音在整個療程中綿延不斷。

清理內在能量點

1. 敲擊位於膝蓋的F缽六次，兩次之間等待五到十秒。
2. 敲擊F缽，等待三秒，接著敲擊臍輪的C缽，等待五到十秒。這個序列總共完成六遍。等待二十秒以上。
3. 敲擊F缽，等待三秒，接著敲擊太陽輪的G缽，等待五到十秒。這個序列總共完成六遍。等待二十秒以上。
4. 敲擊F缽，等待三秒，接著敲擊心輪的D缽，等待五到十秒。這個序列總共完成六遍。等待二十秒以上。
5. 拿起A缽，敲擊慣用手握拳，使用小指頭那一側敲擊頌缽。A缽不會碰到個案身體。來回移動頌缽，將振動引導到頭顱基部，沿著頸部傳遞。聲音消散後，敲擊F缽。重複三遍。
6. 敲擊F缽，等待三秒，接著敲擊頭部上方的B缽，等待五到十秒。這個序列總共完成六遍。等待二十秒以上。

7. 敲擊頭部上方的 B 缽六次。
8. 聲音消散後，拿起 E 缽。E 缽不會碰到個案身體。使用拳頭外側敲擊之。將振動引導到頭顱基部，沿著頸部傳遞。聲音消散後，敲擊 F 缽。重複三遍。

紮穩內在能量點

在這個部分，每一個頌缽的聲音消散後，便將它從個案身上拿走。刻意滾動缽的底部，將頌缽滾下個案身體，溫和地移除頌缽的重量。

1. 敲擊頭部上方的 B 缽，等待三秒，接著敲擊 D 缽，等待五到十秒。這個序列總共完成六遍。等待二十秒以上。移除 D 缽。
2. 敲擊 B 缽，等待三秒，接著敲擊太陽輪的 G 缽，等待五到十秒。這個序列總共完成六遍。等待二十秒以上。移除 G 缽。

3. 敲擊 B 缽，等待三秒，接著敲擊臍輪的 C 缽，等待五到十秒。這個序列總共完成六遍。等待二十秒以上。移除 C 缽。
4. 敲擊 B 缽，等待三秒，接著敲擊膝蓋的 F 缽，等待五到十秒。這個序列總共完成六遍。等待二十秒以上。
5. 敲擊 F 缽，等待三秒。這個步驟總共完成六遍。等待二十秒以上。移除 F 缽。

壓力與抑鬱療法

約 30–45 分鐘

這個療法可以解除壓力、給予平靜、減輕憂鬱，可做為單獨完整的療程。

個案的姿勢

請個案俯躺在地上一塊準備好的區域，例如：在一條乾淨的地毯上覆蓋一件乾淨的天然纖維被單或毛毯。準備一些枕頭放在旁邊，個案需要時可墊在雙腳、胸部或腹部下方。

請個案雙腳併攏，互相碰觸。雙手舒服地擺在離身體六到十二吋的地方，掌心向上。每個掌心都會放置一只頌缽，因此個案的手腕如有無力、脆弱、僵硬等顧慮，可以放小塊抹布來支撐頌缽的重量。你可以坐在個案的右側或左側，依你的慣用位置或房間的配置而定。

頌缽的擺放方式

依照以下方式逐一將頌缽擺在指定位置時，請把療癒的善念專注在碰觸個案身體的那隻手。首先，把一隻手放在即將擺放頌缽的部位，在碰觸敏感地帶時特別注意讓自己保持中立，並讓個案感到舒適。這隻手在短暫傳遞療癒能量的同時，另一隻手要迅速而輕柔地將頌缽的重量轉移到擺放的位置。

F 缽放在膝蓋
B 缽放在頭頂上方的地上（不需要進行療癒碰觸）
G 缽放在個案的右手掌心（倘若個案的手腕很敏感或僵硬，大尺寸的缽可能就不適合）
D 缽放在個案的左手掌心

將 A 缽和 E 缽放在療程每一部分結束時你可以輕易拿取的地方。手邊也要有一組碰鈴。

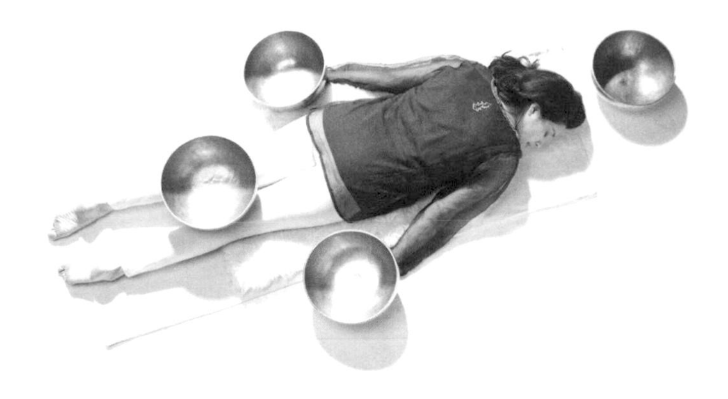

■ 壓力與抑鬱療法中頌缽的擺放方式。

敲擊頌缽

在這個療法中，你會使用包覆布料或毛氈的槌子以及拳頭敲擊頌缽。這個療法有五個主要的部分，每個部分之間會有一個過渡步驟。盡可能地緩慢進行這個療法，讓聲音在整個療程中綿延不斷。

第一部分：依照 FBGD 這樣的順序輕敲四個缽。你也可以採順時針或逆時針的方向逐一敲擊。每敲一個缽，就要等待五到十秒；每完成一組序列，讓振動消散二十秒以上。重複 FBGD 這個序列四遍。等待二十秒以上。

完成上面的第一部分後，在個案顱薦椎的部位輕敲碰鈴。沿著頸背左右移動碰鈴的同時，以劃小圈的方式往內旋轉碰鈴，創造出脈搏跳動般的振動效果。持續旋轉碰鈴，同時在距離個案身體兩到四吋處，將此帶有療癒效果的振動往下移到脊椎根部，接著再回到頸背處。最後，將碰鈴換到左手，直到聲響停止。

第二部分：依照 FBGD 這樣的順序敲擊四個缽。你也可以採順時針或逆時針的方向逐一敲擊。每敲一個缽，就要等待五到十秒；每完成一組序列，等待二十秒以上。重複 FBGD 這個序列四遍。等待二十秒以上。

完成上面的第二部分後，拿起 A 缽，使用拳頭外側敲擊之，發出柔和的共鳴聲。拿近個案的頭顱基部，採弧狀路徑左右移動缽，包覆整個顱薦椎。

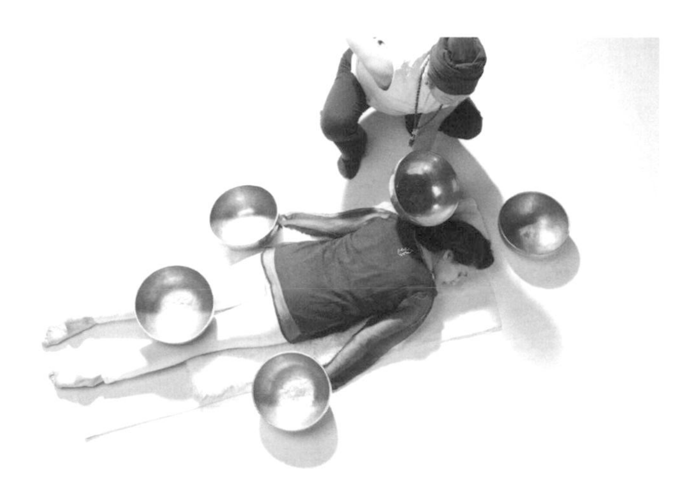

■ 拿近個案的頭顱基部。

第三部分：依照 FBGD 這樣的順序輕敲四個缽。你也可以採順時針或逆時針的方向逐一敲擊。每敲一個缽，就要等待五到十秒；每完成一組序列，等待二十秒以上。重複 FBGD 這個序列四遍。等待二十秒以上。

完成上面的第三部分後，沿著個案的頸背處輕敲碰鈴，包覆整個顱薦椎。沿著頸背左右移動碰鈴的同時，以劃小圈的方式往內旋轉碰鈴，創造出脈搏跳動般的振動效果。持續旋轉碰鈴，同時在距離個案身體兩到四吋處，將此帶有療癒效果的振動往下移到脊椎根部，接著再回到頸背處。最後，將碰鈴換到左手，直到聲響停止。

第四部分：依照 FBGD 這樣的順序輕敲四個缽。你也可以採順時針或逆時針的方向逐一敲擊。每敲一個缽，就要等待五到十秒；每完成一組序列，等待二十秒以上。重複 FBGD 這個序列四遍。等待二十秒以上。

完成上面的第四部分後，拿起 E 缽，使用拳頭外側敲擊之，發出柔和的共鳴聲。拿近個案的頭顱基部，採弧狀路徑一邊左右移動頌缽、一邊劃圈轉動之，涵蓋整個顱薦椎。在頌缽仍未停止共鳴時，將缽沿著脊椎移到尾骨下方，然後移回到個案的頭部。整個步驟再重複兩遍。

第五部分：依照 FBGD 這樣的順序輕敲四個缽。你也可以採順時針或逆時針的方向逐一敲擊。每敲一個缽，就要等待五到十秒；每完成一組序列，等待二十秒以上。重複 FBGD 這個序列四遍。等待二十秒以上。

振動消散後，輕敲 B 缽一次。聲音消散後，移除掌心的 G 缽和 D 缽，刻意滾動缽的底部，用這個方式將頌缽滾下手掌，溫和地移除頌缽的重量。持續敲擊 B 缽數次，中間停頓至少五秒。移除膝蓋上的 F 缽，放到下方的地上，但是不要碰到個案的腳。再敲數次 B 缽。

在療程的尾聲，你會移除個案左右兩手的 G 缽和 D 缽，再移除膝蓋的F缽，把它放到雙腳之間，但是不要碰到雙腳。

1. 敲擊 F 缽，等待三秒。敲擊頭部上方的 B 缽，等待五到十秒。這個序列總共完成六遍。等待二十秒以上。
2. 敲擊頭部上方的 B 缽六次。
3. 拿起 F 缽，使用拳頭外側敲擊之。振動漸漸消散的同時，在顱薦椎的兩側左右移動頌缽。在這期間，持續敲擊 F 缽。

移除頌缽

要將頌缽從個案的手中和膝上移除時，務必小心謹慎，動作不可過於突然。要緩緩地、傾斜地移除頌缽。

緩和憤怒與暴躁情緒、舒緩關節炎和高血壓的療法

個案的姿勢

個案應俯躺在鋪有地毯的地板上。我建議準備一些枕頭，需要時可放在身體下方，讓個案舒服一些。個案的臉應該朝下，膝蓋和雙腳併攏，手臂不限定任何姿勢，只要他覺得舒服即可。你會坐在個案左側，靠近臀部的地方。

事前跟個案安排此療法時，記得請他穿著舒適的服裝，不要有任何裸露在外的金屬、拉鍊、皮帶或飾品。

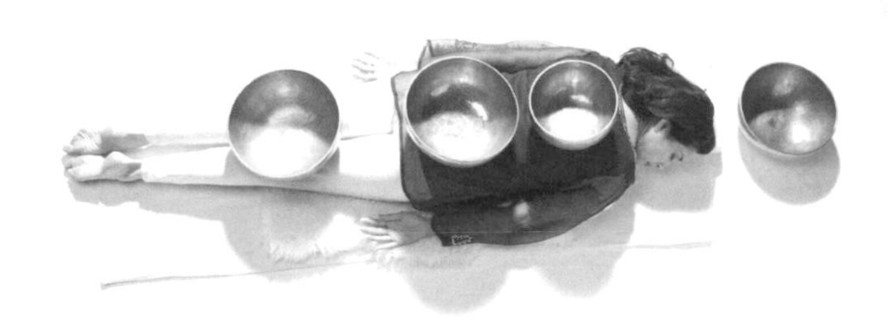

■ 緩和憤怒療法中頌缽的擺放方式（G 缽沒有在畫面中）。

頌缽的擺放方式

頌缽的擺放位置如下：

F 缽放在膝蓋

B 缽放在頭頂上方

C 缽放在臍輪處

G 缽放在左耳附近（輪替）

D 缽放在心輪處

敲擊臍輪的 C 缽及左耳附近的 G 缽後，要調換位置，改成敲擊太陽輪的 G 缽及左耳附近的 C 缽。

敲擊頌缽

這個平衡脈輪的療法共有五個部分（以及四個過渡步驟）。

1. 敲擊 FCDB 四遍。

拿起左耳附近的 G 缽，使用拳頭敲擊之，使它發出共鳴。繞著個案的頭顱移動頌缽，然後沿著脊椎往下移，經過臀部後，再沿著脊椎往上移。

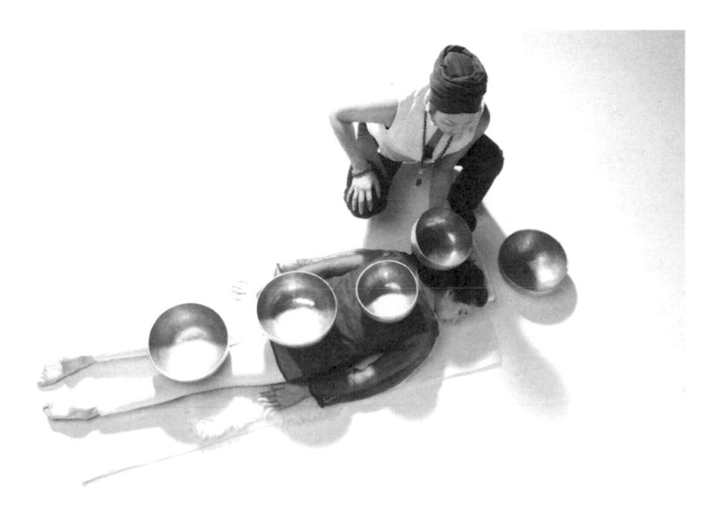

■ 繞著頭顱移動 G 缽。

2. 敲擊 BDCF 四遍。

拿起左耳附近的 G 缽，使用拳頭敲擊之，使它發出共鳴。繞著個案的頭顱移動頌缽，然後沿著脊椎往下移，經過臀部後，再沿著脊椎往上移。

C 缽和 G 缽調換位置，把 G 缽放在太陽輪，C 缽放在個案左耳附近。

3. **敲擊 FGDB 四遍。**

拿起左耳附近的 C 缽，使用拳頭敲擊之，使它發出共鳴。繞著個案的頭顱移動頌缽，然後沿著脊椎往下移，經過臀部後，再沿著脊椎往上移。

4. **敲擊 BDGF 四遍。**

拿起左耳附近的 C 缽，使用拳頭敲擊之，使它發出共鳴。繞著個案的頭顱移動頌缽，然後沿著脊椎往下移，經過臀部後，再沿著脊椎往上移。

5. **敲擊 BDGF 四遍。**
6. 頌缽靜止下來後，移除個案背上的 **D 缽**。等待五到十秒。
7. 移除個案背上的 **G 缽**。等待五到十秒。
8. 移除個案膝上的 **F 缽**，放在雙腳下方六吋左右的地板上。
9. 緩緩敲擊 **F 缽數次**。

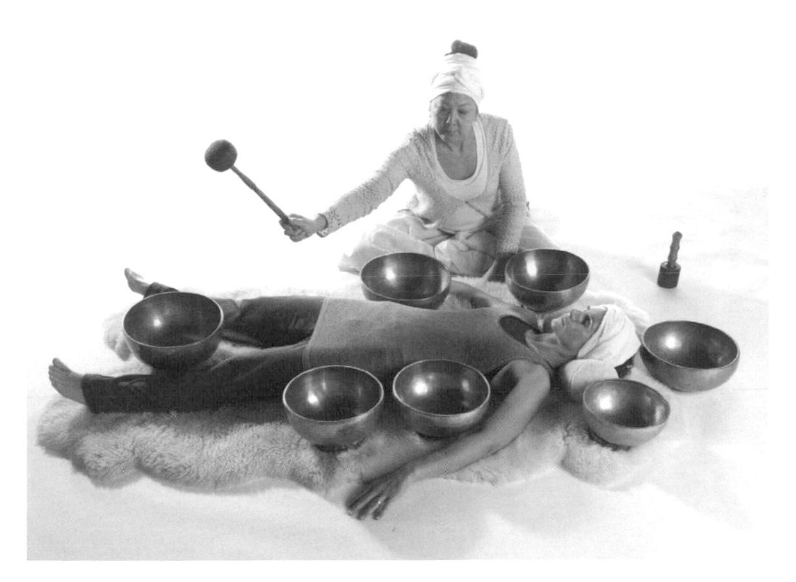

■ 仰躺姿勢療法。

仰躺姿勢

約 20–30 分鐘

在這個療法中，個案將仰躺在地板或按摩床上，因此你可以治療他的頭頂和腦部，刺激第三眼和氣場。

請準備：

- 一只八到十二吋、容易放在手上的缽
- 一根大的敲擊布槌
- 一根大的摩擦皮槌
- 必要時，可準備頌缽用的墊子和黏著墊
- 一組七個頌缽

1. 將七只頌缽放在個案四周，對應個別的脈輪位置。
2. 依照B、F、D、G、C、A、E的順序快速敲擊頌缽，每一下間隔三秒。等待聲音完全消散，在靜謐的環境中達到深沉的空性狀態時，將頂輪缽拿開，準備進行下一個步驟。
3. 如果你是使用按摩床，請採取扎根姿勢，將雙腳穩穩踩在地面，感覺體重平均分布在雙腳上。放鬆下巴、臉頰與肩膀。將你的手放在個案頭部的兩側，手指輕輕框住耳朵，如P153圖所示。即，小指頭和無名指放在耳下、中指和食指放在耳上。深呼吸三次，讓自己回到中心點，將注意力轉到碰觸個案的手。與個案的體內律動建立連結。這個步驟大約會花費兩到三分鐘。

4. 將八到十二吋的缽放在掌心，使用布槌敲擊之，拿到距離個案三到四吋處，從額頭移到後腦勺，缽緣傾向個案的頭部，讓聲音盡可能自邊緣傳出。這個步驟大約會花費二十到三十秒鐘。重複兩次，接著等待聲音完全消散。

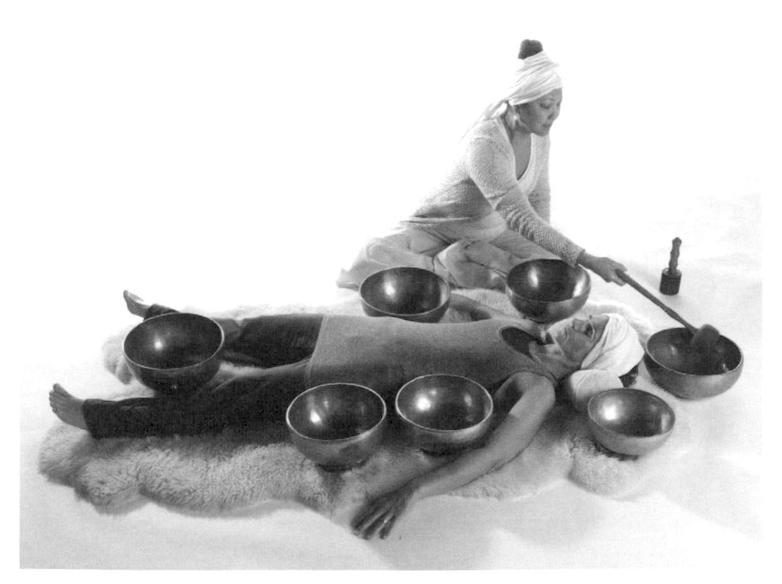

■ 仰躺姿勢療法。

5. 再次敲擊掌上的缽。拿到距離個案三到四吋處，通過頭頂、在兩耳之間來回移動，兩隻耳朵各經過三次，也就是總共會通過頭頂六次。頂輪缽放回來，準備進行下一個步驟。
6. 依照 F、B、D、G、C、A、E 的順序快速敲擊個案周身的頌缽，每一下間隔三秒。等待聲音完全消散的同時，重複步驟 3。
7. 重複步驟 4 跟 5。
8. 依照 F、C、G、D、A、E、B 的順序快速敲擊個案周身的頌缽，每一下間隔三秒。等待聲音完全消散的同時，重複步驟 3。將頂輪缽拿開，準備進行下一個步驟。

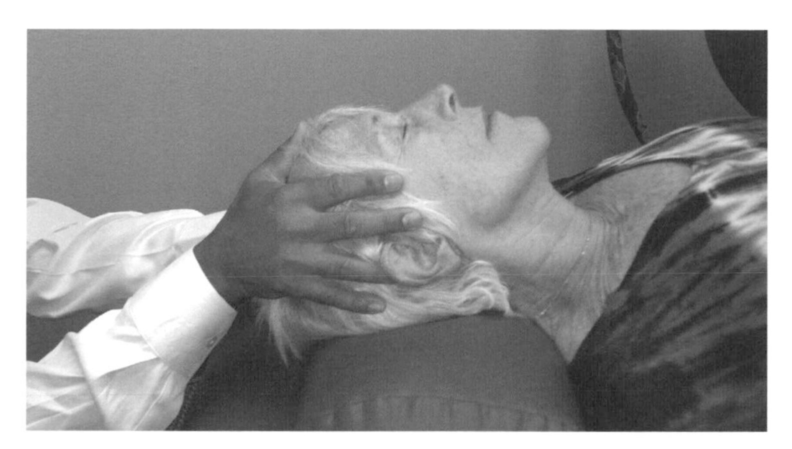

■ 仰躺姿勢療法，步驟 3。

9. 重複步驟 4 跟 5。
10. 重複步驟 3，並在碰觸個案的頭部時，留意你是否有感覺到任何變化。感受個案組織狀態的變化，看看是否變得較為柔軟、有韌性。個案的呼吸也應該變得緩慢深沉。這些都表示身體對振動的力量出現了反應。
11. 依照步驟 8 的方式輕敲頌缽，結束這個療程。

側躺姿勢（涅槃）

約 20–30 分鐘

這個療法可以刺激並調和所有的脈輪、活化氣場、整合情感。個案將側躺在地板或按摩床上，頭下墊一個枕頭。她的雙腿應彎曲，中間夾一個墊子。在按摩床上進行這個療法會比較容易，因為治療師比較容易接近某些部位。站在個案的背後，這樣便能接觸到整個脊椎和雙腳。如果個案是躺在地上，請跪坐在個案身後。要更容易敲擊到頌缽，可將 A 缽和 G 缽跟其他缽一起放在個案背後，擺放順序為：B、E、A、D、G、C、F。

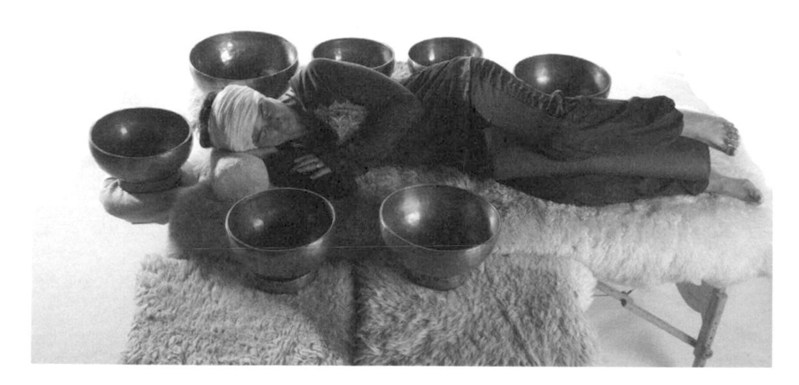

■ 側躺姿勢療法中個案採取的姿勢。

請準備：

- 一只八到十二吋的缽，任何音符皆可
- 一根大的敲擊布槌
- 一根直徑 1.5 到三吋的摩擦皮槌
- 一個夾在雙腿之間的墊子和一個墊在頭下的枕頭
- 一組頌缽。如果你只有一只八到十二吋的缽，還是可以進行這個療法，省略步驟 2、8、10 即可。

1. 將七只頌缽放在個案四周，對應個別的脈輪位置。

2. 依照B、F、D、G、C、A、E的順序快速敲擊頌缽，每一下間隔三秒。等待聲音完全消散，在靜謐的環境中達到深沉的空性狀態時，將頂輪缽拿開，準備進行下一個步驟。
3. 如果你是使用按摩床，請採取扎根姿勢（馬步），將雙腳穩穩踩在地面，感覺體重平均分布在雙腳上。放鬆下巴、臉頰與肩膀。一隻手放在後腦勺，一隻手放在後背腰間凹陷處，輕觸即可。深呼吸三次，讓自己回到中心點，將注意力轉到碰觸個案的手。與個案的體內律動建立連結。這個步驟大約會花費兩到三分鐘。
4. 將八到十二吋的缽放在掌心，在離個案頭顱基部三到四吋處摩擦或敲擊之。沿著脊椎慢慢移動頌缽，來到腰間時，停留五秒鐘。
5. 將缽移到尾骨，讓振動迴盪在整個下半身。在尾骨的位置停留五秒鐘。如果來到尾骨的位置時，振動已經消散許多，你可能會需要再敲一次。
6. 將缽移到腳底，停留五秒鐘。如果來到腳底的位置時，振動已經消散許多，可能會需要再敲一次。

7. 最後，慢慢移回到頭顱基部。
8. 依照 F、B、D、G、C、A、E 的順序快速敲擊個案周身的頌缽，每一下間隔三秒。等待聲音完全消散的同時，重複步驟 3。將頂輪缽拿開，準備進行下一個步驟。
9. 重複步驟 3 到 7。
10. 依照 F、C、G、D、A、E、B 的順序快速敲擊個案周身的頌缽，每一下間隔三秒。等待聲音完全消散的同時，重複步驟三。將頂輪缽拿開，準備進行下一個步驟。
11. 重複步驟 3 到 7。
12. 重複步驟 3，並在碰觸個案時，留意你是否有感覺到任何變化。感受個案組織狀態的變化，看看是否變得較為柔軟、有韌性。個案的呼吸也應該變得緩慢深沉。這些都表示身體對振動的力量出現了反應。

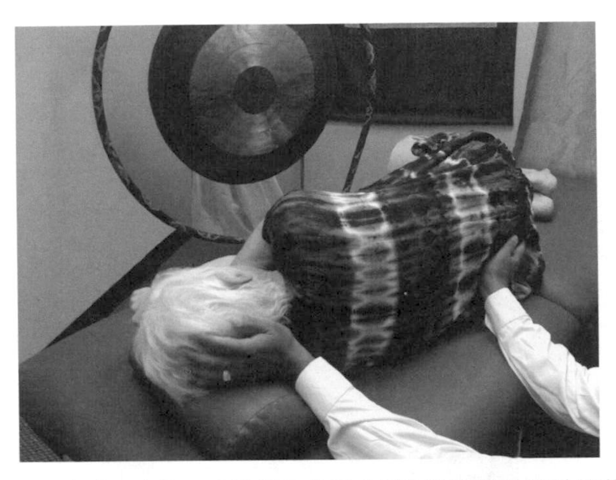

■ 側躺姿勢療法，步驟 3 手的擺放位置（圖為沒有擺放頌缽的狀況）。

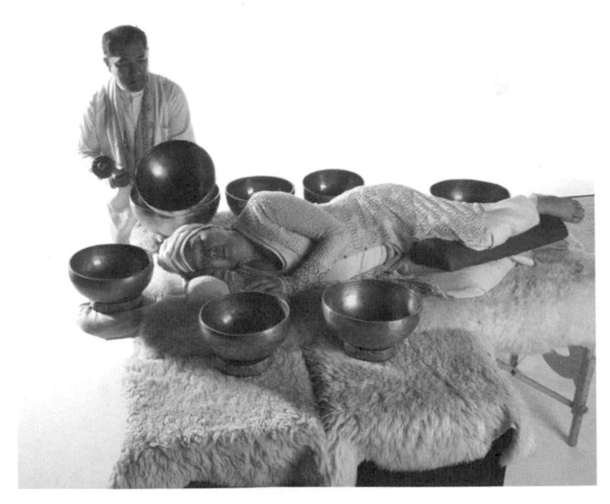

■ 側躺姿勢療法，步驟 4。

13. 依照步驟 8 的方式輕敲頌缽，結束這個療程。

整個療程可以多加二十到三十分鐘，換邊重複再做一次。

治療頭部、脊椎和雙腳

約 10–15 分鐘

這是一個非常進階的療法，可以有效釋放脊椎、頭部和雙腳的壓力與緊繃。這個療法也有助於治療失眠、偏頭痛和肌肉緊繃。

你需要準備四只大缽和一張給個案坐的凳子。第一只缽會放在凳子上，第二只缽用來放置個案的雙腳，第三只缽倒扣在個案頭上，而第四只缽則由治療師捧著，用來治療前半身、後半身及頭部兩側。

你要在十到十五分鐘的時間內重複所有的步驟三遍。然而，你可以運用自己的直覺，決定是否需要延長時間，多重複整組序列一次，或專注治療某個部位。

請準備：

- 一只十四吋左右的缽，放在個案要坐的凳子上
- 一只十六吋以上的缽，放置個案的雙腳
- 一根特大的敲擊布槌，用來敲擊凳子和雙腳的缽
- 兩只九到十二吋的缽，一只放在個案頭上，一只用來在個案頭部周圍產生振動
- 一塊四吋左右的圓墊或一塊止滑墊，放在頭頂缽下方
- 一根大的敲擊布槌，用來敲擊頭上的缽和治療師手中的缽
- 一張高度約十四到十六吋的圓凳，依個案體型而定。最理想的高度是，個案坐下來時，大腿會與地面平行，而非帶有斜度。這是最符合人體工學的姿勢，也能讓個案的下背部保持置中
- 一或兩塊六吋左右的圓墊，必要時可用來墊高凳子缽

1. 在凳子上放置一或兩塊六吋圓墊，接著在墊子上放置倒扣的缽。將用來放置個案雙腳的缽放在凳子前方。凳子缽的高度應該等於個案小腿的長度，這樣個案坐下來時，大腿才能與地板平行。
2. 幫助個案順利坐在凳子上，是療法成功與否的關鍵之一。先請個案站著，將雙腳放在地上那只缽的兩邊。協助她坐在凳子上，接著當個案的重量完全放在凳子上時，注意凳子缽的位置是否適當。檢查凳子上的缽是否穩固，沒有下陷或傾斜，否則頌缽的振動會被削弱。你可能會需要請她站起來，調整一下頌缽，再坐下來看看頌缽的位置是否得宜。將凳子缽調整到好，接著請她輕輕坐下，確認她是否感覺平衡、有力、穩當。接著，請她把一隻腳放到地上的大缽裡，再放入另一隻腳。

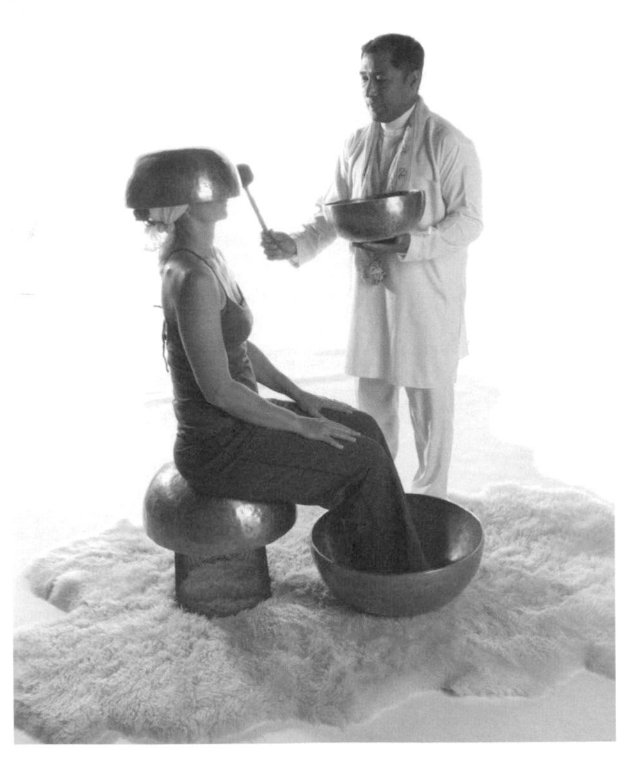

■ 治療頭部、脊椎和雙腳，步驟 5。

3. 現在，請她坐直身子，挺胸，把雙手放在大腿上。她的背部應與地面垂直。告知她，你即將在她的頭上放置墊子和缽。先把四吋圓墊放在頭上，接著將缽倒扣在墊子上。請確定這兩樣東西穩穩放在頭上，並不會造成個案不適。請她閉上雙眼，在整個療程中深呼吸。
4. 站在她的左邊或右邊。最後一只九到十二吋的缽放在附近，之後需要時便能隨時拿取。
5. 使用非慣用手，將一兩根手指固定在個案頭上倒扣的頌缽頂部。接著，使用大布槌輕敲頭頂缽的側邊，手勢要往下。停留二十秒，等待振動消散，接著在後腦勺的位置敲擊頌缽。停留二十秒，等待振動消散，最後敲擊頭頂缽的另一側。馬上進行下一個步驟。

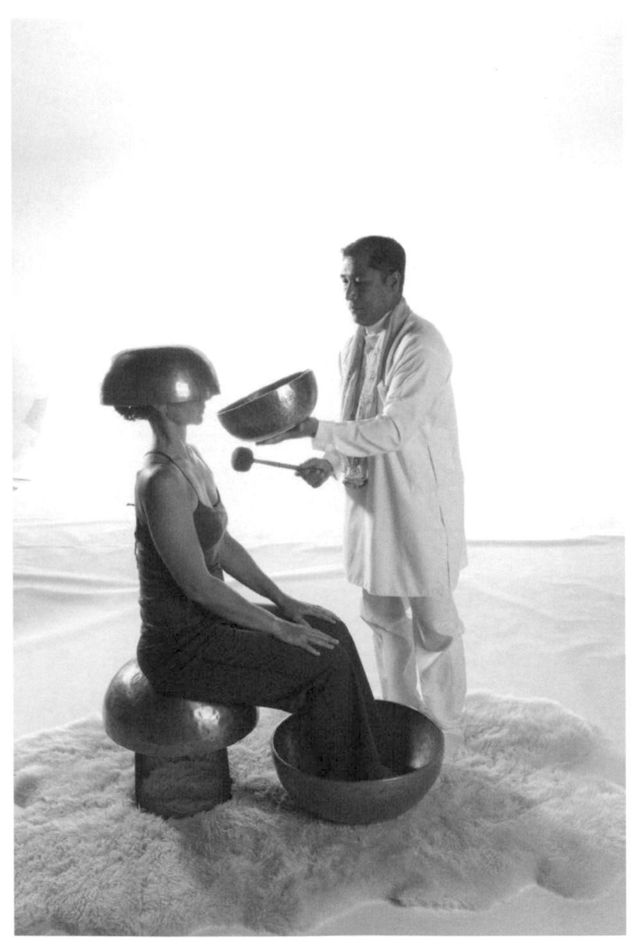

■ 治療頭部、脊椎和雙腳，步驟 9。

6. 現在，使用特大的布槌快速而有力地敲擊凳子缽三次，帶出深沉的振動。請敲擊距離缽緣兩吋以內的地方，小心不要敲到個案的腳！馬上進行下一個步驟。
7. 繼續使用特大的布槌，快速敲擊放置雙腳的缽三次。接著，等待所有頌缽的振動消散。
8. 重複步驟 5。
9. 立刻拿起放在一旁的九到十二吋大缽，平放在非慣用手的掌心上。使用拳頭或大槌敲擊之，接著靠近喉輪。接下來，在振動尚未消散之前，慢慢往下移到心輪的位置。接著，慢慢往下移到臍輪的位置，再敲擊一次。停頓數秒，改變移動方向，慢慢往上移到離頭頂缽下方一吋的位置，使兩缽的平行內部空間稍微重疊，形成一個音室，讓兩缽的振動產生互動，在個案的頭部周圍創造撫平身心的空間。小心不要讓兩個缽碰在一起，否則會發出極度干擾的噪音，令個案非常不舒服，破壞整個治療效果。等待振動完全消散。將手中的缽放到一邊。

10. 重複步驟 5 到 7。
11. 立刻拿起一旁的缽，平放在非慣用手的掌心上。使用拳頭或大槌敲擊之，接著從背部的喉輪處移動到脊椎尾端的尾骨。來到尾骨時，再敲擊一次，接著慢慢往上移到後腦勺頭頂缽緣的正下方，跟步驟 9 一樣，稍微重疊，但不碰在一起。停留兩秒後，把缽移到左耳，接著移到右耳，如此來回移動直到聲音消散。
12. 重複步驟 5 到 7。等待所有振動消散，接著溫和地移除頭頂缽。接下來，請她把雙腳從缽中拿出，放在缽的兩側。接著，協助她起身。

使用碰鈴治療

耳朵療法

約 3–5 分鐘

這個療法可以治療兒童或成人的聽力問題。你可以使用碰鈴或一只小缽。

個案的姿勢

請個案坐在椅子上，或者盤腿坐在地板上，採取冥想姿勢。

選擇碰鈴

直徑三吋左右的碰鈴是最適合用來治療的。請挑選聲調悅耳、回音較長的碰鈴。

敲擊碰鈴

記住，耳朵是很脆弱的器官。請在距離個案頭部二十四吋左右的位置敲擊碰鈴。敲擊後，迅速地將碰鈴拿到距離個案耳朵兩到三吋處，停留五秒鐘，再慢慢回到原本敲擊的位置。重複這個步驟三到五分鐘。

如果你是使用頌缽，做法是一樣的。請使用皮槌或毛氈槌敲擊。

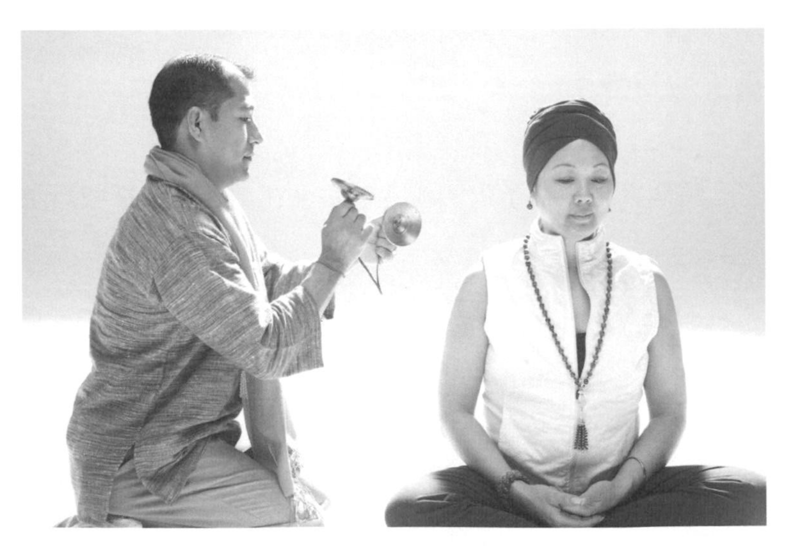

■ 使用碰鈴治療耳朵。

頌缽療法
運用水晶進行

水晶的療癒能量非常強大。你可以把一塊水晶放在止滑墊上，再放入頌缽中。平常用來放在櫥櫃抽屜的那種具有彈性的塑膠網狀止滑墊，就很適合了。使用大顆水晶比較恰當，這樣敲擊頌缽時水晶才不會翻倒（最好比 P170 的水晶還要大）。

每一個脈輪都有對應的顏色和水晶。你可以參考下表，選擇治療某一脈輪時適合的水晶。

USING CRYSTALS WITH THE BOWLS

脈輪	顏色	水晶
第一脈輪	紅	紅寶石、石榴石、碧玉
第二脈輪	橘	血石髓、橘色方解石、紅玉髓
第三脈輪	黃、黃綠	琥珀、黃水晶、孔雀石
第四脈輪	粉紅、綠	玫瑰石英、瑪瑙、祖母綠、玉、砂金石、綠銅礦
第五脈輪	藍	月長石、海藍寶石、藍寶石、綠松石、藍晶石
第六脈輪	深藍	鑽石、方納石、青金岩、煙水晶、硬石膏
第七脈輪	紫	紫水晶、紫黃晶、魚眼石、葡萄石

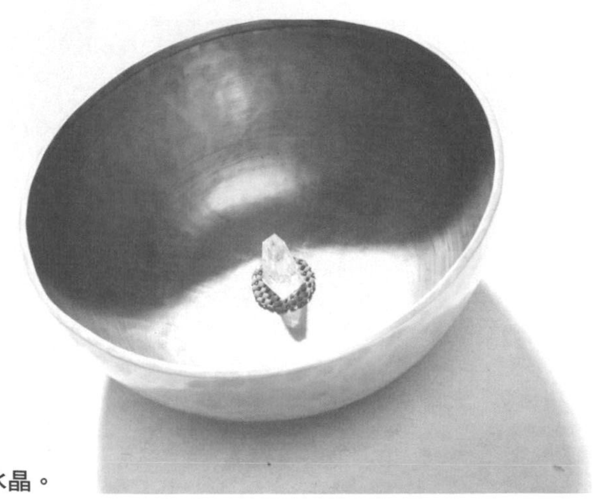

■ 在頌缽裡放入水晶。

法供：帶來豐盛的儀式

法供可為許多層面帶來好運，包括人際關係、財務、風水、移除負面能量、實現理想抱負等。法供也能用來為他人求福氣，或是祈求事業或私生活的行動能有好的結果。你也可以透過法供來敬拜已經逝世的祖先或親朋好友，請求上天令他們的靈魂得到安詳。

PUJA – A PROSPERITY PRACTICE

法供要怎麼做呢？首先，沐浴淨身。穿著乾淨的服裝，小心不要穿戴任何皮革製品，如皮帶、皮鞋或錢包。這是為了避免生靈受苦所流傳下來的傳統。最理想的做法是打赤腳，但是穿襪子也可以。

法供會在你的佛堂進行，儀式中可能會用到許多物品、需要許多元素。水是最重要的物品。你會需要準備：

- 一小瓶水
- 放有先人、古魯（上師）、神明、導師等照片或雕像的供桌
- 鈴鐺、鑼或頌缽
- 香、放香的容器和火柴
- 鮮花與花瓶
- 小湯匙
- 水果供品

淨身著衣之後，在瓶子裡裝滿水，心中保持非常神聖的意念，讓水成為具有淨化、聖化功效的聖水。將聖水帶

到佛堂，用湯匙舀幾滴水倒在雕像上或照片相框底部，把澄淨的水當作禮物，敬拜你的導師。

接下來，點香，以順時針的方向移動持香的手，把煙霧獻給導師。使用另一隻手搖鈴、敲鑼或敲缽。鈴鐺的聲音可以驅除家中的負面能量，讓你的意識回到當下。在這個過程中，你可以誦念咒語，或是集中意念，實踐靈魂的希望。接著，把香放在容器中。

聖水儀式非常重要，如果環境中存在著特別強大的負面能量，你可以讓鮮花浸一下聖水，把鮮花上的聖水灑在房間四周。灑水的時候，無形的負面力量就會被驅逐。這樣的居家淨化儀式可以每個月、每三個月、每半年或每年進行一次。

聖水具有神聖功效，要繼續放置在供桌上一天一夜。隔天早上，你可以將聖水拿來澆花，再盛裝新的水。

一個家庭只需要有一個人進行法供，全家人便能因這帶來豐盛的儀式受益。

使用頌缽搭配其他療法

有一些按摩治療師會在按摩之前先替個案進行頌缽療法，加速放鬆的過程。同樣地，有一些針灸或整骨治療師也會使用頌缽治療，做為療程的一部分，加強針灸或整骨的功效。

USING SINGING BOWLS WITH OTHER HEALING MODALITIES

科羅拉多迷宮的葛瑞格・史多羅茲克(Greg Storozuk)也在他的迷宮體驗中運用到頌缽：

為提升迷宮體驗，我們在每一個彎處放置了與脈輪相對應的頌缽，讓走迷宮的人可以在進入及離開個別的通道時敲擊頌缽。另一個做法是，在迷宮的正上方和兩側安排敲擊頌缽的人，敲擊適當的脈輪音符，也就是 C、E、G 三缽，在行走迷宮的人周圍創造出和悅的聲音。

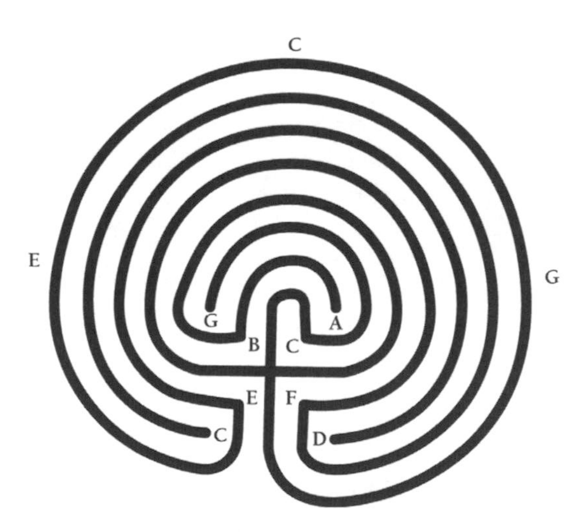

■ 迷宮裡的頌缽擺放位置。

謝辭

我這一生遇到了許多靈性導師，有些只出現幾個小時，有些是在好幾天的靜修期間認識的，有些則是每當我需要他們時，都會現身。我特別尊敬的，是那些維繫聲音與振動治療這門藝術的大師，他們有的是使用頌缽治療，有的是使用薩滿鼓或磬。其中，頌缽療法在尼泊爾是一門已經漸漸消亡的藝術。

在兩個偉大的文化之中成長，對我來說是個很棒的優勢。我出生在尼泊爾的一個小村莊——坎德巴里。在我的村落和步行可抵達的鄰近村莊，佛教和印度教是最主要的兩大文化。我想要謝謝所有的治療師、喇嘛、僧侶、班智達、古魯、薩滿祭司和阿育吠陀藥師。我也要特別感謝以下這些我一路上認識的偉大老師：

來自吉瑪唐卡（與西藏比鄰的遙遠村落）的偉大老師多傑 ・ 廷戈，他是一位充滿阿育吠陀智慧的藥師，也是一名偉大的喇嘛以及傳授善念力量的導師。他說，聲音只是媒介，我們是透過善念創造正面的療癒能量。

來自南崎（Namachhe，不是索盧坤布〔Solu Khumbu〕的南崎巴札〔Namache Bazar〕）的聲音與振動治療師哲仁喇嘛。他也是誦念咒語的大師。在治療儀式的過程中，他會誦念咒語、使用西藏鼠尾草香、晃動身體、對著需要治療的身體部位吹氣。

我也要謝謝我的朋友：來自羌姆塘（Chamtang）的烏曼格・波提亞（Umang Bhotia）的叔叔南・利塔喇嘛（Nang Ritar Lama）。他使用碰鈴進行治療。

我也要謝謝我的靈性導師H・H・阿查里亞・什利・108・塔哈爾・基修・瑪哈拉傑（H.H. Acharya Shree 108 Tahal Kishor Maharaj），他教我分辨吠陀與西藏的脈輪系統。

此外，我也要謝謝我的哥哥納拉揚・什睿撒（Narayan Shrestha）和嫂嫂史麗賈娜・什睿撒（Shreejana Shrestha）帶我到美國。

我的聲音與振動治療同事與同仁，對我的生命產生了重大影響，我很感恩。

我要謝謝李・維爾（Lee Veal）和我的靈性姐妹辛西

婭・坎寧安（Cynthia Cunningham）與 Donna Wong，在彙編本書材料時給予我莫大的幫助。

謝謝安卓・弗萊爾醫生為我撰寫序言。

謝謝康妮・蕭（Connie Shaw）編輯此書；吉娜・馬丁尼茲（Gina Martinez）擔任模特兒，並進行拍照與修圖的工作；Donna Wong、凱瑟琳・坎寧安（Cathryn Cunningham）、特里蘇爾（Trishul）、保羅・佛斯特（Paul Foerster）、瑞秋・希爾德布蘭（Rachel Hildebrandt）與南森・托馬謝夫斯基（Nathan Tomaszewski）參與攝影；查爾斯與黛比・印史特夫（Charles and Debbie Imstepf）、溫蒂・西瑪（Wendy Cima）與凱蒂・沃克（Kati Walker）提供照片；以及戴維・華森（Dave Watson）協助修圖。

最後，我要感謝我的太太露比・什睿撒（Ruby Shrestha）和女兒莎莉娜・什睿撒（Sarina Shrestha）。不為什麼，只為她們出現在我的生命中。

How to Heal with Singing Bowls:
Traditional Tibetan Healing Methods, Third Edition
by Suren Shrestha

First published in English by SENTIENT PUBLICATIONS, LLC

Published by arrangement with MATRIX ASSOCIATES, LLC
through LEE's Literary Agency

頌缽療癒入門

出　　版／楓樹林出版事業有限公司
地　　址／新北市板橋區信義路163巷3號10樓
郵 政 劃 撥／19907596 楓書坊文化出版社
網　　址／www.maplebook.com.tw
電　　話／02-2957-6096
傳　　真／02-2957-6435
作　　者／蘇仁・什睿撒
審　　定／島嶼芳療師Fanna
翻　　譯／羅亞琪
企 劃 編 輯／陳依萱
校　　對／鄭秋燕
港 澳 經 銷／泛華發行代理有限公司
定　　價／380元
初 版 日 期／2020年10月

國家圖書館出版品預行編目資料

頌缽療癒入門 / 蘇仁・什睿撒作；羅亞琪翻譯. -- 初版. -- 新北市：楓樹林, 2020.10　面；　公分

ISBN 978-957-9501-90-3（平裝）

1. 心靈療法 2. 缽

418.98　　109011195